医療大崩壊

もう、クスリはのめない
医者にはいけない

船瀬俊介
FUNASE SYUNSUKE

共栄書房

医療大崩壊——もう、クスリはのめない　医者にはいけない◆目次

まえがき　人類の半分は、病院で殺されている……　9

第1章　医療は、死神にハイジャックされた

1　病気を治すのは自然治癒力――医聖ヒポクラテス　16
2　汝の食を薬とし、汝の薬は食とせよ　18
3　悪魔に魂を売った〝近代医学の父〟　20
4　クスリの臨床試験三分の二以上はインチキだ　23
5　医療マフィアが国家財政を食いつぶす　25

第2章　病院に、カネと命は、奪われる

1　病院出産と脳性マヒ、病院で産んではいけない　32
2　恐怖の病院出産を証明するサル実験　34
3　ワクチンは打ってはいけない！　それは、〝生物兵器〟……　36
4　致死率三割……戦慄の副作用スティーブンス・ジョンソン症候群（ＳＪＳ）　37
5　糖尿病、食べなきゃ治る！　あたりまえを教えない　39
6　高血圧――数値下げ、誰でも患者に、でっちあげ　41
7　心臓病――「菜食」「少食」でイヤでも治ります　44
8　ガン治療死：日本では年三〇万人が〝虐殺〟されている　46
9　精神医療――クスリ漬けサギで病人、自殺激増　48

10 「輸血」――受けてはいけない、悪魔の吸血ビジネス 50
11 傷は消毒するな！　ここでも医学はまちがっていた 52
12 寝たきり――日本の寝た切り老人は欧米の五倍 54
13 「人工透析」――八割は不要！　なのにだまされ病院送り 56
14 「点滴」――口から水分をとれない患者の緊急措置が…… 58
15 「老人〝薬殺〟」――こうして、あなたも〝処分〟される 60

第3章 「検診」は、病人狩りの〝仕掛けワナ〟

1 「健診」も病人狩りビジネス、受けた人ほど早く死ぬ 64
2 「ガン検診」、受けたひとほど発ガン、早死に！ 66
3 「メタボ健診」、三〇六〇万人を病院送り！ 68
4 「脳ドック」、動脈瘤が破裂する！と脅迫商法 70
5 「定期健診」、拒否すればクビになる!? 72
6 ガン検診、受けた人ほど、ガンで死ぬ 74
7 がんセンター総長六人に四人がガン死 76
8 ガン細胞〝無限増殖論〟のペテン 78
9 NK細胞「発見」を黙殺したガン学会 79
10 気分で決めてる「ガン検診」 82
11 欧米で「ガンでない！」、日本は「ガンだ！」 84

12 前立腺ガン五〇人中四九人は〝がんもどき〟 86
13 一二人に一人乳ガンのウソ、検診は誤診だらけ 89
14 PET検査はペテン、CT検査で一割発ガン 91
15 ガン検診のエモノになってはいけない 93
16 「ガン検診は無意味！」米国論文の衝撃 95
17 ついにバレた！ ガン検診〝仕掛けワナ〟 97

第4章 ガン治療、受けなきゃ四倍、長生きする

1 抗ガン剤のルーツは毒ガス兵器 102
2 発ガン、胎児毒、奇形、流産、精子の異常…… 104
3 「抗ガン剤はガンを治せない」（厚労省技官） 108
4 抗ガン剤を効かなくする「反抗ガン剤遺伝子」ADG 110
5 縮んだガンも五～八か月でリバウンド 111
6 その正体はNK細胞を殲滅《せんめつ》する〝増ガン剤〟 114
7 ガン治療の根本まちがい――「一〇大証拠」 116
8 抗ガン剤で治るガンなんてありゃせんのです 119
9 ガン治療受けなきゃ四倍生きる 121
10 「余命」は巧妙詐欺で、悪質な死刑宣告 123
11 放置療法のほうが、はるかに長生きする 125
12 〝治療〟を信じる患者、信じない医者…… 127

第5章　こんな「手術」は、受けてはいけない

1　ガン手術、受けないほうが、はるかにいい　132
2　乳ガン、子宮ガン、子宮筋腫は切ってはいけない　134
3　「腰痛」手術で、歩行障害、寝たきり……　136
4　医者の言うまま手術で、歩けない、寝たきり、死亡……　138
5　腹腔鏡手術で、腹の中が血の海に……　140
6　じつは、欠陥、危険だらけの腹腔鏡手術　142
7　「全身麻酔……一回やれば寿命が六年縮む！」　144
8　手術をするとガンが〝暴れる〟　146
9　切るな！「のんびりガン」が暴れだす　148
10　ゴッソリ切り取るリンパ節廓清《かくせい》はやるな！　150
11　〝神の手〟教授、手術は部下がやっている　152
12　ガン術後検査は受けるな！　有害無益　154
13　心臓バイパス手術、七六％は不要だった！　156
14　「手術」やってはいけない！　七つの理由　158

第6章　クスリは〝毒〟だ！　もう飲むな

1　「降圧剤」、ボケるぞ！　ふらふらインポに！　162

2 血糖降下剤より、玉ネギを食え！ 164
3 コレステロール低下剤、下げたらアカン！ 166
4 抗うつ剤で自殺リスクは一〇倍に！ 168
5 精神安定剤……「抗不安薬」で〝不安〟になる！ 170
6 睡眠薬……やめられないドラッグ中毒へ 172
7 「タバコがやめられる！」禁煙補助薬の怖いワナ 174
8 「アリセプト」飲むほどに認知症は悪くなる 176
9 パーキンソン病、運動障害なのに向精神薬とは！ 178
10 抗ガン剤――正体は〝増ガン・薬殺剤〟 180
11 白血病〝治療薬〟――そもそも〝ガン〟ではない 182
12 解熱剤「タミフル」で自殺の異常 184
13 ＥＤ改善薬「バイアグラ」もヤバイぞ…… 186
14 「痛みどめ」（消炎鎮痛剤）は、絶対やめろ！ 188
15 ステロイド（消炎剤）……とまらない、やめられない 190
16 頭痛薬……治らぬ原因は〝頭痛薬〟だ 192
17 分娩の〝止血用〟「血液製剤」もペテンだった 194
18 子宮頸ガンワクチン「ガンを防ぐか不明」（厚労省）とは！ 196
19 医者が出す「小児用」薬は、もっと怖い 197

第7章 テレビＣＭ、市販薬も、飲んではいけない

1 薬のガイド『市販薬の危険度、調べました』 202
2 こども用風邪グスリはアブナイ！ 204
3 子どもに頭痛薬、痛みどめ!? 飲ませてはいけない 206
4 風邪グスリで死ぬ！ 皮ふドロドロ、スティーブンス・ジョンソン症候群 208
5 胃グスリ――食わなきゃ胃腸はいやでも治る 210
6 下痢どめ――大切な排毒作用、止めてはいけない 212
7 排尿改善剤――ぎゃくに排尿障害のひきがねに 214
8 痔の薬「ボラギノール」の正体は外科用強力麻酔薬 216
9 鼻づまり薬――気楽に使うと命にかかわる？ 218
10 外用薬――皮ふから〝毒〟が侵入する 220
11 かゆみ・水虫薬――麻酔薬で「かゆみ」をごまかす 222
12 発毛・育毛もクスリに頼ると危険 224
13 睡眠改善剤――副作用に「不眠症、言動異常、判断力低下」…… 227
14 便秘薬――やめると出なくなる！ 薬物依存の恐怖 229
15 目薬――一〇年以上〝ご愛用〟は、副作用のおかげ？ 231

第8章 誘われ、だまされ、あの世いき

1 なぜ、病気になり、なぜ、治るのでしょう？ 236
2 「症状」は「病気」が治る〝治癒反応〟です 238

3　薬物療法が犯してきた「五つの大罪」 240
4　近代医学理論は、どれもこれもペテンだった 242
5　〝栄養学の父〟ですら詐欺師の頭目だった 244
6　栄養学から医学まで、闇勢力に完全支配された学問 246
7　半世紀もの弾圧の闇から復活！——千島・森下学説 249
8　宇宙エネルギーから経絡造血へ、驚嘆の森下理論 251

第9章　流れが変わった！　メディアも続々、医療批判

1　糖尿病治療は受けるとアブナイ 256
2　糖尿病、クスリで悪化、早死に、認知症 258
3　薬の「飲み合わせ」で、死にます 260
4　「痛風薬」——飲み続けてはいけない 262
5　女性もヤバイ！　飲んではいけない 264
6　医者のクスリで死にかけた！ 266
7　ガン手術、医者がすすめても、断れ！ 268
8　未熟医師、練習ついでに、人体実験——死んでもわからない 270

主な参考文献 272

あとがき　ロックフェラーは、薬を飲まない——さあ！　新しい「医学」の未来へ……！ 276

まえがき　人類の半分は、病院で殺されている……

●大橋巨泉さんも医療に殺された

「あの医者、あの薬に殺された……」

二〇一六年七月に亡くなった大橋巨泉さんの家族の嘆きです。

巨泉さんは、最後まで現代医療を信じきっていました。そうして、最後はその信じた医者に〝殺された〟のです。

「どうやって死にたいですか？」

巨泉さんにたずねた医者の言葉に、耳をうたがいます。はじめから治す気はなかったのです。

大量モルヒネを投与された巨泉さんは、みるまに衰弱し呼吸困難で息をひきとった。

その在宅医はニキビ治療の専門医だった、という。

有名人ですら、こうしてアッサリ殺されるのです。

しかし、ついに週刊誌メディアなどが、医療告発の大キャンペーンの火蓋を切りました。マスコミが〝告発〟する側にまわったのです。

こうして現代医療は、音を立てて大崩壊を始めています。

「もう、クスリは飲めない」「医者には行けない」――大手マスコミまで、警鐘乱打しはじめたのです。医療の大量詐欺、大量殺戮の巨大犯罪が白日のもとに、さらされようとしています。

●人類二人に一人は病院で殺される
――現代医学の神は死神であり、病院は死の教会である――

アメリカ、故ロバート・メンデルソン博士の有名な警句です。

つまり、現代の医学と病院は「人を生かすのではなく、殺すためにある」のです。

その証拠に博士は「イスラエル全土で病院がストをしたら、同国の死亡率が半減し、病院が再開したら、もとに戻った」事実をあげます。これは、全世界にいえることです。

つまり……

――人類の半分は、病院で殺されている――

さらに博士は真摯な警告を残しています。

「現代医療で、評価できるのは一割の救命医療にすぎない。残り九割は慢性病には無力だ。治すどころか悪化させ、死なせている」

さらに……

――地上から九割の医療が消えれば、人類はまちがいなく健康になれる――
（『医者が患者をだますとき』ＰＨＰ文庫）

この良心の医師の警句に、医学界は一言の反論もできないのです。

●地球は一％にハイジャックされた

医療は、いつ死神……つまり〝悪魔〟に乗っ取られたのでしょう？

それは、約二〇〇年前です。その悪魔の名前を具体的にいえば、ロックフェラー財閥です。石油王は、莫大な医療利権に眼を付け、それを丸ごと乗っ取ったのです。

こうして世界の「医療王」として、いまだに君臨しています。同財閥は、もう一つの巨大財閥ロスチャイルド財閥と並んで、現代の地球を支配しています。

〝かれら〟こそが、国際医療マフィアの真の姿なのです。彼等は医療だけでなく、金融、軍事、科学、食糧、農業、教育、メディア、エネルギー……と、あらゆる産業を独占しています。その絶大な権力の下では、国家などあってなきがごとしです。ここまで述べると〝陰謀論だ〟と嘲笑する人もいます。しかし、すでに地球上では一％の富裕層が九九％より多くの富を所有しているではありませんか。格差は爆発的に拡大しています。この現実を知れば、地球はすでに一％にハイジャックされた……という事実に気づくはずです。

〝体毒〟＋〝薬毒〟で病気は悪化

しかし、この悪魔に支配された現代医療が、大崩壊を始めているのです。

そもそも、西洋医学は「なぜ病気が起こるか？」答えられない。

東洋医学は「それは〝体毒〟で起こる」と答えます。

東洋医学が正しい。〝体毒〟は代謝能力以上に食べた物が、体内に老廃物として溜まったものです。それは全身臓器、細胞に溜まり弱らせます。これが、病気の根本原因です。

現代医学の中心は、薬物療法です。化学物質のクスリを投与して、病気を治す……という。

しかし、あらゆるクスリは〝毒〟です。それは、医学関係者ですら認めています。

病気は〝体毒〟で生じるのです。医者は、そこに〝薬毒〟を加える。

――すると〝体毒〟＋〝薬毒〟で、病気はひどくなる――

こんなことは、幼い子どもでもわかります。しかし、テスト秀才の、たんなる記憶ロボットのエライ先生たちは、まったく理解できないのです。

断食は万病を治す妙法（ヨガの奥義）

病気を治すのは、じつにかんたんです。

五〇〇〇年以上の歴史を誇るヨガの奥義は「ファスティング（少食・断食）は、万病を治す」と教えています。

少食、断食にすれば、〝体毒〟排泄が促進され、自己浄化でクリーンで理想的な体にもどります。病気はすべて消えていきます。これが、ファスティングで病気が治るメカニズムです。

これこそ、病気治しの「絶対律」です。

しかし、この当たり前の真実をいっさい習っていない無知な医者たちは、「餓死しますッ！」と叫ぶのです。

愚かで、滑稽です。そんな、医者にすがるあなたも、愚かで、滑稽なのです。

医者も、患者も、目覚めるときです。

現実は、あまりに悲しすぎます。あまりに残酷すぎます。

目をそむけず、現実を直視してください。

第1章　医療は、死神にハイジャックされた

1　病気を治すのは自然治癒力――医聖ヒポクラテス

●人は誰でも一〇〇人の名医を持つ

▼人は生まれながらに、一〇〇人の名医を持っている。

これは、ヒポクラテスの言葉です。彼は、古代ギリシヤ（紀元前四六〇～約三五七）の医者で、その箴言《しんげん》は今に伝えられ、医聖として今も称えられています。

「一〇〇人の名医」とは、いったい何でしょう？

一言でいえば自然治癒力のことです。彼はさらに次のように医師たちを戒《いまし》めます。

▼病気とは自らの治癒力で自然に治すものである。

▼医者は〝一〇〇人の名医〟の手助けにすぎない。

つまり、医師の仕事は、患者の自然治癒力を助けることである、と諭《さと》しているのです。

まさに医療の永遠の真理です。だから、医師、看護師たちは、その職責につくとき、必ず「医聖ヒポクラテスの誓い」を唱和します。

その真理に満ちた言葉の数々を紹介しましょう。それは、現代医学が、いかに誤った道に迷い込んでいるかを、静かに正しているのです。

●「食べまちがい」は万病の元である

——まず。人はどうして病気になり、どうして治るのでしょう？

▼賢者は健康が最大の人間の喜びと考えるべきである。

（人生で最高の喜びは、富や名誉でなく健康である）

▼病気は神が治し、恩恵は人が授《さず》かる。

（病気を治すのは神の恵み、自然治癒力である）

▼人は自然から遠ざかるほど、病気に近づく。

（病気の原因は、不自然な生活である）

▼病人の概念は存在しても、病気の概念は存在しない。

（病気など存在しない。存在するのは病んだ人間である）

——医聖は、病気の原因は不自然な生活にある、と喝破しています。不自然な生活とは、大自然（大宇宙）が与えてくれた生命の真理から、離れた生き方です。そのさいたるものが「食べまちがい」です。その最悪が「過食」（満腹）なのです。だから、万病の治し方も明解です。それは「少食」（空腹）で治ります。「食」を「薬」とすればよいのです。

▼食べ物で治せない病気は医者もこれを治せない。

（食事こそは万病を治す最善の方法である）

▼食事に無知な人が、どうして病気を理解できるだろう。

（万病は食から起こる。無知で病気は理解できない）

2　汝の食を薬とし、汝の薬は食とせよ

「日々の『食事』こそ、病気を癒《いや》す『医薬』である」と医聖は諭しています。

ヒポクラテスは、人間がおちいる文明のあやまちにも批判を加えています。

たとえば、火をつかった加熱調理をつぎのように戒《いまし》めているのです。

▼火食は、過食に通じる。

（調理で加熱した料理は、食べすぎをまねく）

加熱した食物を食べている野生動物はいません。地球上で加熱食を食べているのは人間だけです。それは、まず必要以上に食べてしまう飽食をもたらします。さらに、加熱調理は、食物ほんらいの生命力（酵素）を熱で破壊することも、わかってきました。加熱しない料理ローフードが、近年見なおされています。それは、できるだけ食生活を自然に近づけることです。真の理想的な食スタイルも、二〇〇〇年以上も昔の医聖の教えに回帰しているのですね。

さらに、その教訓は、五〇〇〇年以上の歴史をもつ古代ヨガの教えと完全に重なります。

●「過食」こそ「万病」のもとである

――ファスティング（少食・断食）は、万病を治す妙法である――　（ヨガ奥義）

▼満腹が原因の病気は、空腹によって治る。

（飽食が病気を作り、空腹が病気を治す）

▼月に一度断食をすれば、病気にならない。

（これぞ、まさにファスティングのすすめ！）

▼病人に食べさせることは、病気を養うことである。

（病人に食べさせると、病気は重くなる）

▼完全なる身体を目指すなら、完全なる排泄を心がけなければならない。

（万病は〝体毒〟で生じる。〝体毒〟は完全排泄で除かれる）

▼病気は食事と運動により治療できる。

（食事療法と運動療法で病気は治る！）

●自然体なら一二〇歳まで生きられる

医聖ヒポクラテスは、最後に素晴らしい希望の言葉を残しています。

▼人間がありのままの自然体で、自然の中で生活をすれば、一二〇歳まで生きられる。

人類は自然の恩寵《おんちょう》と智慧《ちえ》にしたがって生きれば、理想の長寿を得られるのです。

――さて、あなたは現代医学を見まわして、背筋が凍るはずです。今の医療は、まさに、ことごとく医聖の格言を黙殺しています。

3　悪魔に魂を売った〝近代医学の父〟

●ドイツ医学界の首領ウイルヒョウ

ヒポクラテスという真理に開眼した医聖を、人類は得ながら、いったいどこで医療は誤ったのでしょう？　いつ、悪魔に魅入られたのでしょう？

そのルーツを辿ると一人の医学者にたどり着きます。その名は、ルドルフ・ウイルヒョウ（一八二一～一九〇二）（写真A）。

彼は、別名「病理学の法王」と呼ばれ、ベルリン大学学長などの要職を歴任しています。さらに敏腕の政治家であり、ドイツ生理学、医学の頂点に君臨したのです。

近代医学は、ドイツ医学を祖とします。そのドイツ医学の首領（ドン）こそがウイルヒョウでした。まさに、その地位は、神の座といってよい。当時ドイツの病理学界では、だれ一人、彼に反駁《はんばく》、反論できる者などいませんでした。

当時、欧州の生理学・医学界では、一つの議論が白熱していました。それは「生命とはいったい何であるか？」という根本的な論争です。

それまで、伝統的医学界では、こう考えられていました。「生命とは、化学、物理学などで解明できない神秘的な力（生気）によって、営まれている」。これを「生気論」と呼びます。

ヒポクラテス（前出）など、それまでの医学は、この「生気論」の立場に立っていました。

●自然治癒力を否定！　致命的過ち

それに真っ向から異を唱えたのがウイルヒョウたちでした。彼らは、当時、台頭してきた産業革命などに力を得て、「生気論」を迷信に過ぎない、と嘲笑《ちょうしょう》したのです。彼らは「生物も機械のように物体にすぎない」と断定しました。これを「機械論」といいます。さらに、彼らは「生気論者」に論争を挑んだのです。

「化学、物理学で説明できない『生気』なるものが存在するなら、科学的に証明してみせよ」

まさに、これは無理難題の極致……。「〝科学〟で証明できないものが存在する」と主張する「生気論者」に、それを科学で証明せよ、と迫ったのです。そうして、返答に窮する「生気論者」を「それみたことか」と嘲《あざけ》り、一方的に勝利宣言したのです。

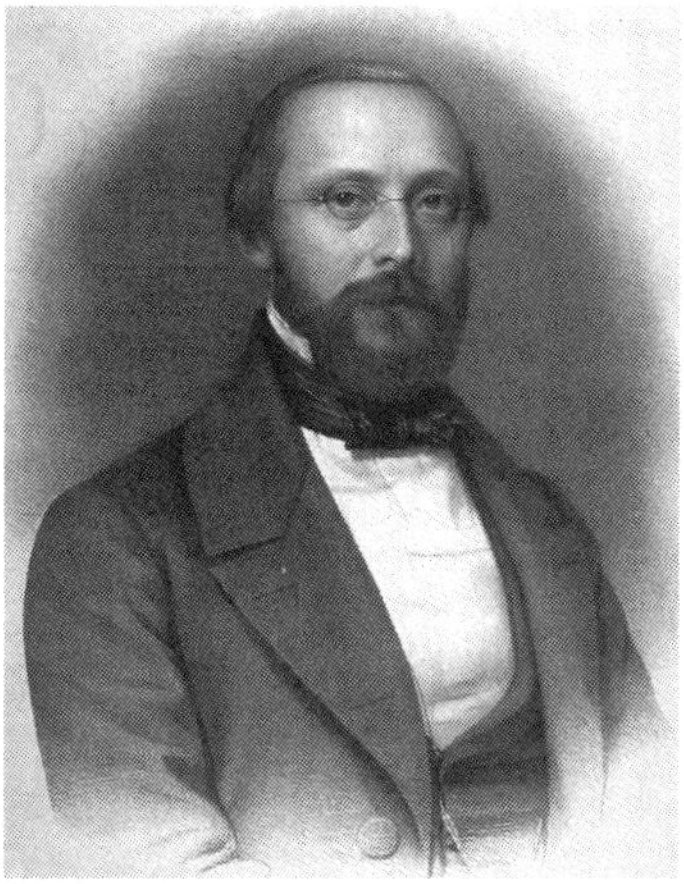

写真Ａ：誤った「機械論」で医療を歪めた神様

さらに、こう宣言しました。「単なる物体の生命に、自然に治る神秘的な力など存在しない」「病気やケガを治すのは、われわれ医者であり、医薬であり、医術だ！」。

なんという傲慢《ごうまん》、なんという誤謬《ごびゅう》……。ウイルヒョウは勝利に酔いしれ、勢いあまって自然治癒力まで否定してしまう大失態を犯したのです。

●自然・心理・整体・同種……四流派を弾圧

伝統医療への攻撃は、まず西洋で始まりました。一九世紀の半ばまで、西洋では五つの医療流派が共存していました。

(1)**自然療法（ナチュロパシー）**：食事療法を中心とする。自然に近づくほど病気は治るという真理に基づく。

(2)**心理療法（サイコセラピー）**：心を癒すことで病気を改善していく。暗示、冥想、呼吸、イメージ療法など。

(3)**整体療法（オステオパシー）**：体の歪みを正して、病気を治す。整体、指圧、マッサージ、カイロプラクティックスなど。

(4)**同種療法（ホメオパシー）**：自然治癒力を活かす。草根木皮や薬石などで治癒を促進する。西洋の漢方といえる。

(5)**薬物療法（アロパシー）**：薬物（毒）に対する生体反射を利用する。本来の治癒反応である「症状」を抑える対症療法（逆症療法）である。

国際石油利権は、石油が錬金術で医薬に化けることから(5)薬物療法に着目しました。国家・医学を支配することで、薬物療法中心の〝近代医学〟をでっちあげました。そうして、他の四流派を〝迷信〟〝非科学〟と徹底弾圧、排斥、追放したのです。

(1)～(4)は、自然治癒力を根本とした真の医療です。(5)**薬物療法**のみが自然治癒力を阻害する誤った療法です。国家・石油・薬物が手を結んだ〝近代医学〟そのものが患者を治せず、ただ

〝殺す〟医療なのです。こうして戦慄の悲劇は今も続いています。

●医学の神は〝死神〟、病院は〝死の教会〟

「現代医学の神は〝死神〟であり、病院は〝死の教会〟である」

これは、良心の医師ロバート・メンデルソン博士の有名な告発です。

つまり、現代医学とは「人を救う学問ではなく、殺す学問である」と断定しているのです。「現代医学で評価できるのは一割の緊急救命医療のみ。残り九割は慢性病には全く無力であり、治療どころか悪化させ、死なせている」「医療の九割が地上から消え失せれば、人類はまちがいなく健康になれる。それは、私の信念である」（『医者が患者をだますとき』ＰＨＰ　要約）

博士は、その証拠もあげます。イスラエル全土で病院がストをしたら、同国の死亡率が半減したのです。そうして一か月後、ストが解除され、病院が再開したら死亡率は元にもどった。博士は断言する。「病院は、ストを続けるべきだ。それも、永遠に……」。

つまり、同国人口の半分は「病院で殺されている」。それは、人類全体も同じです。

4　クスリの臨床試験三分の二以上はインチキだ

●薬の「安全性」「有効性」三分の二はねつ造

衝撃の告発があります。

四人のノーベル賞受賞者を含む著名科学者たちによる調査委員会の報告です。

ＦＤＡ（米食品医薬品局）が指揮をとり、抜き打ち調査で臨床試験論文を精査した結果です。

（『米国医師会機関誌（ＪＡＭＡ）』一九七五年一一月三日　掲載）

その結果は――

▼全体の約三分の一は、じっさいに臨床試験を行っていない！

▼さらに三分の一が、診療録（カルテ）と違うデータでねつ造。

▼全体の約二割が、不正確な分量を使ったり、データを改変したり、あらゆる不正を行っていた。

▼臨床試験の結果に、科学性を認められるのは、わずか三分の一程度にすぎない。

これは、空恐ろしい現実です。なぜなら、医薬品の認可は、メーカーが提出する臨床試験結果にもとづき決定されるからです。そこで審査されるのは「安全性」「有効性」などです。ところが、そもそも医薬品の臨床試験の三分の二以上は、試験現場で、データ改ざん、ねつ造、不正が白昼堂々、横行していたのです。つまり、医薬品認可で申請された「安全性」「有効性」も三分の二以上が、インチキでねつ造されている……！

●科学誌の論文の半分はペテン

さらに仰天の告発があります。

米科学基準局リチャード・ロバーツ博士は、断言します。

「学者が科学誌に論文発表するデータの半分あるいはそれ以上は無効である。研究者が正確にデータを測定したという証拠もなく、首尾一貫した証拠もない」（ロバーツ博士）

アイオワ州立大学レイ・ウォリング博士（心理学）は科学論文の執筆者三七人に論文根拠となったデータ提供を求めた。すると返信は三一人。六人は回答拒否。そして。三一人の返信者のうち二一人は「データを紛失した」という。けっきょく、レイ教授の手元に届いたのは、わずか七データのみ。これらを解析した結果、教授はこう結論づけた。

「いずれも重大ミスが含まれ、科学的事実とは認められない」

つまり、結論として調査対象の三七論文は、すべて全滅したのです。

論文不正といえばSTAP細胞騒動が思い浮かびます。ところが小保方さんを糾弾する調査委員会の委員長まで論文不正が発覚、さらにノーベル賞の山中教授の論文にも二か所不正が見つかり、同教授がシドロモドロに……。医学論文は、そんなレベル、不正の温床なのです。

5　医療マフィアが国家財政を食いつぶす

●最短五年で医療大崩壊（厚労省幹部）

日本の医療費が、ついに四一・五兆円となりました（二〇一五年）。

介護費用などを加えれば五〇兆円に迫るでしょう。もはや、国家財政の半分を占めます。

その伸びは、まさにロケットです（グラフB）。

グラフB：国民医療費・対国内総生産及び対国民所得比率の年次推移

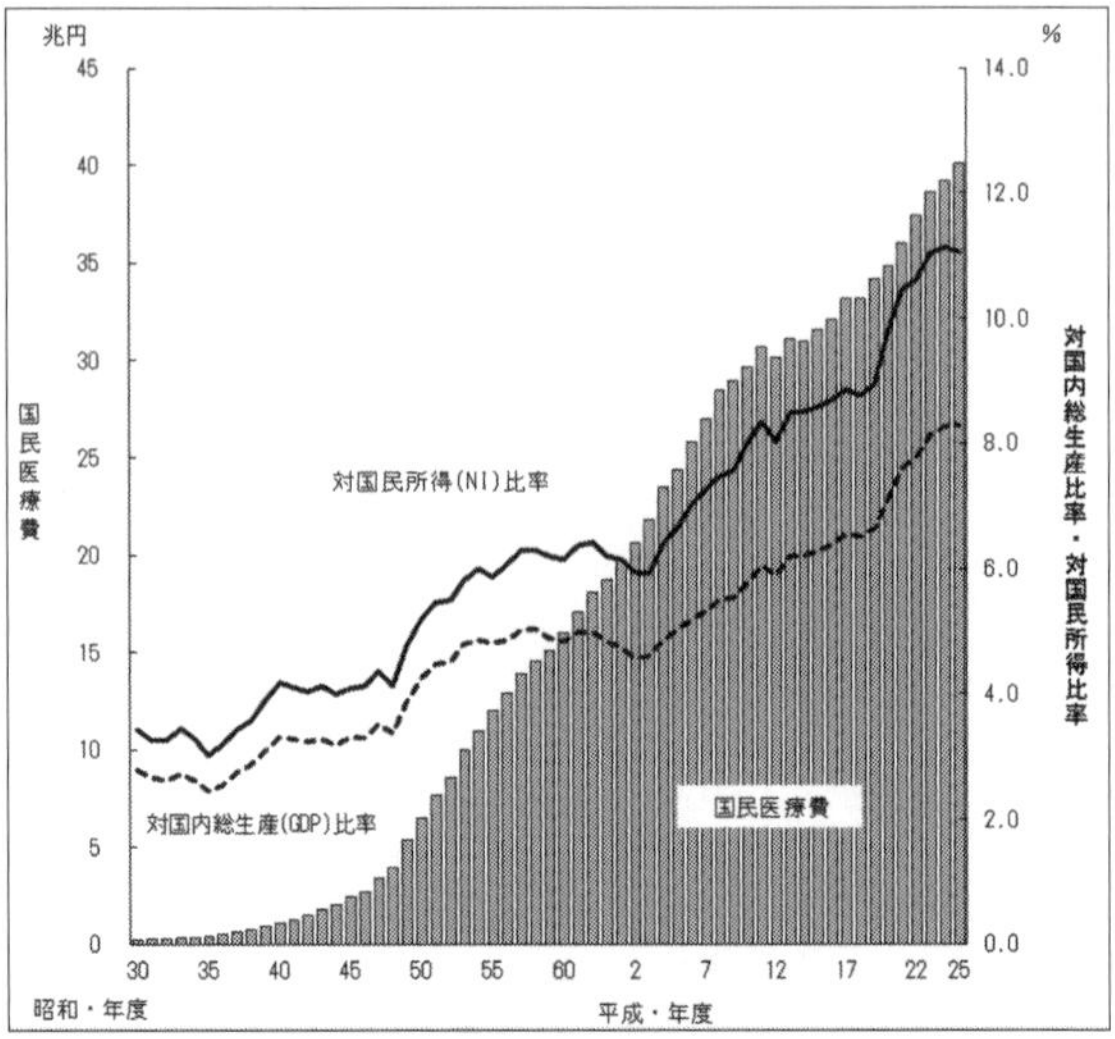

「日本の医療制度は、最短五年で破綻する……」

これは、現役厚労省幹部の告発です。

医療費は膨張する一方で、団塊世代が七五歳以上になる二五年に向け、ますます厳しくなっています。

「税金負担増も限界にきている。消費税率引上げも一〇%では到底足りない」（同幹部）

つまり、早ければ五年以内の破綻もまぬがれない。医療大崩壊のカウントダウンが始まっているのです。

「（厚労省も）結局、さまざまな支払いが滞り、破綻が現実的になってから、対処しようと……」（同）（『AERA』二〇一六年一〇月三日）

厚労省はただ手をこまねいて、見ているだけです。こうして、医療大崩壊はいっきに日本を襲うでしょう。

●抗ガン剤一グラム三億三一七〇万円

医療破綻の大きな原因の一つが、超高額医療費です。

そのさいたるものが抗ガン剤です。一グラム当たり薬価が、三億三一七〇万円……！

一円玉を手のひらに乗せてみてください。それが一グラム。同じ重さの抗ガン剤が三億円超！　ダイヤモンドよりも高い。薬品名は「ペグイントロン」（インターフェロン系抗ガン剤）。こんな、超高額抗ガン剤がゴロゴロある。それでも純真素朴な患者なら「それだけ高いと効くのでは？」と、またも騙されてしまう。これは、超猛毒で、原液を打ったら即死するでしょう。厚労省幹部ですら「抗ガン剤は大変な猛毒で、ガンを治せない」（K技官）と証言しているのです。つまりは超高額の超猛毒で〝毒殺〟する……。それが、〝ガン治療〟なるものの正体なのです。ここまで書いても信じられないひとがいる。まさに〝洗脳〟の恐ろしさです。目覚めてください（参照、拙著『抗ガン剤で殺される』花伝社）。

一グラム三億円超の抗ガン剤の代金は、だれが支払うのでしょう？

それは、私たちです。血の出る思いで支払った保険料や税金から、まさにバキュームのように吸上げられています。その巨額の金はどこに行くのでしょう？

ロックフェラー財閥等が所有する製薬会社になだれこみます。〝かれら〟こそ、一言でいえば、国際医療マフィアです。

〝かれら〟が日本の国家財政を食いつぶしている。そうして、この事実を国民は、だれも知らない。気づかない。なぜなら、〝かれら〟は、医学教育（狂育！）だけでなく通信社、新聞、テレビなどマスコミまで完全支配しているからです。

だから、国際医療マフィアに、カネも命も奪われているひとびとは、その悪魔的な企みには、まったく気づいていないのです。

●治療費三五〇〇万円「オプジーボ」

一九八五年、すでにアメリカ国立ガン研究所（ＮＣＩ）デヴュタ所長が議会で「抗ガン剤はガン治療には無力」と証言しています。三〇年以上も前に明らかにされた真実が、完全に隠蔽され、全人類はいまだ、だまされ続けている……。

それどころか一グラム数億円という超高額詐欺に飽き足らず、医療マフィアは、さらなる詐欺犯罪で荒稼ぎしています。

超高額抗ガン剤「オプジーボ」など、その典型。それは……「開発・販売する製薬会社、お手盛りの基準で独占状態を画策する日本臨床腫瘍学会、そしてガン治療をする病院の『利権の枢軸』にほかならない」（『選択』二〇一六年九月）。

黒色肉腫に効く（!?）といううたい文句で二〇一四年、世界にさきがけ日本で許可された。一年間の薬剤費は、一人あたり約三五〇〇万円と仰天費用となる。「暴利をむさぼるのは製薬会社だけではなく、ガンを専門とする医者と病院にとっても、とめどもなく甘い汁だ」（同）。

抗ガン剤認可には、ワナがある。抗ガン剤は例外なく超猛毒なので、投与すると二割程度のガン腫瘍は、その猛毒に驚き、縮むこともある。すると「効いた」ことにして厚労省は認可してしまう。ところがデヴュタ所長が証言したように、ガン細胞はたちまち「反抗ガン剤遺伝子」（ＡＤＧ）を発動させ、抗ガン剤を無力化し五〜八か月で元のサイズにリバウンドしてしまう。その後、抗ガン剤刺激で悪性化したガン腫瘍は一気に猛増殖して、患者の命を奪う。しかし、このＡＤＧの存在に触れることは、医学界ではタブーである。抗ガン剤の巨大利権の根底が覆されてしまうからです。

●八割は食事療法で治る透析患者

国家財政まで崩壊させかねないのは、ガン治療だけではない。

人工透析治療も、国家財政を根底から蝕んでいる。人工透析費用は、患者一人当たり約五〇〇万円。さらに、患者は一級障害者に認定され約五〇〇万円が支給される。つまり、約一〇〇〇万円の税金が、投入される。その患者数は、まさにウナギ上り（グラフＣ）。

二〇一三年には三一万人を突破。つまり、三兆円以上の国費が「人工透析」という〝悪魔の利権〟に注ぎ込まれているのです。しかし、後述のように最低でも患者の八割は食事療法で完治し、透析はいっさい不要なのです。しかし、医療マフィアたちは、その事実をいっさい患者には教えない。マスコミにも報道させない。

このように挙げていればキリがない。

グラフC：慢性透析患者数の推移

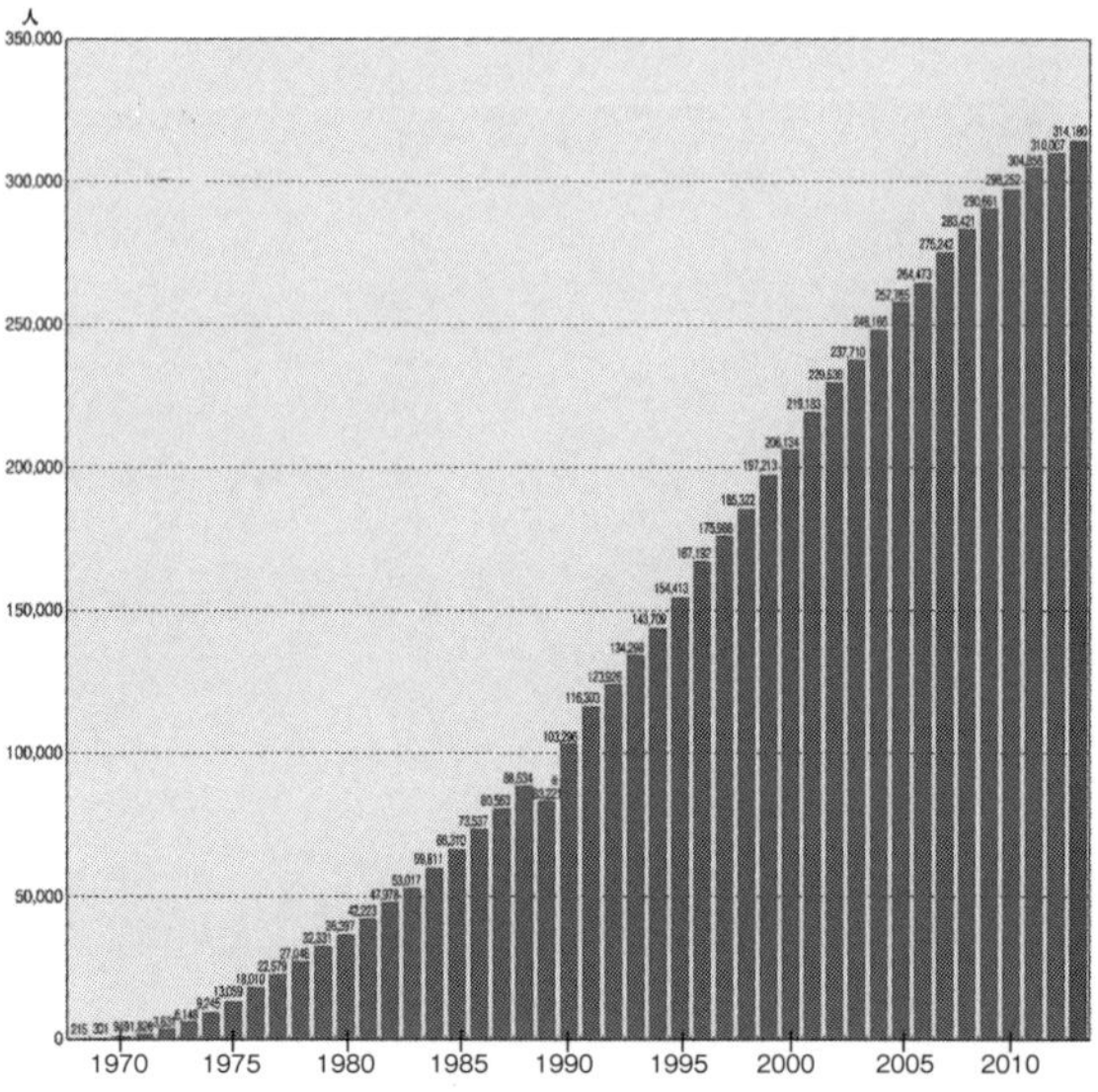

ある中国人漢方医は、わたしにささやいた。

「海外メディアは、日本の医師たちのことを〝白アリ〟と呼んでいます。国民皆保険をいいことに、カネと患者の命を果てしなく蝕んでいるからです」

こうして医療マフィアは、命と血税を食いつくす。そうして国家財政まで、破綻の淵に引きずり込んでいるのです。

その責任の一端は、真実を学ぼうともせず、家畜の如く、無知で、愚鈍で、従順な患者自身にもあることを指摘しておきます。もう一度、言います。目覚めてください。

第2章　病院に、カネと命は、奪われる

1　病院出産と脳性マヒ、病院で産んではいけない

●酸欠で赤ちゃんが脳性マヒに

妊娠しているあなた。産科病院で産んではいけません。助産院で産むべきです。その理由は、病院出産では脳性マヒの子を産むリスクが高まるからです。

理由は三つあります。

⑴**「無痛分娩」**：これは、痛みを感じないお産のことです。よく「産みの苦しみ」といいます。陣痛のことです。それを、麻酔で感じなくさせる。それが無痛分娩です。しかし、恐ろしいのが、妊婦に注射される麻酔薬。注射すると約四〇秒で、子宮の胎児に到達します。胎児はヘソの緒の血管で母体とつながっています。だから、麻酔薬が胎児に届くのは当然です。すると、胎児にも麻酔がかかります。そして、出産……。

胎児は産道をくぐりぬけて、外の世界に出た瞬間に、肺呼吸をしなければなりません。オギャーッ！という産声《うぶごえ》がそうです。ところが胎児は麻酔が効いている。つまり、肺や胸の筋肉もぐったりマヒしている。すると、酸素が肺に入っていかない。当然、酸素が身体に回っていきません。ちょうど、水におぼれた状態と同じ。まっさきに酸欠ダメージを受けるのが脳です。少しでも酸素が脳にいかないと脳細胞は酸欠死します。

つまり、脳の一部が壊死《えし》するのです。これが、無痛分娩で生まれた子どもが、出産後に脳性

マヒや発達障害になるメカニズムです。産婦人科医は、ラクなお産として無痛分娩をすすめます。彼らの頭には、麻酔薬が胎児を直撃する……という想定がないのです。

(2) **「陣痛促進剤」**：これは患者の都合でなく、病院の都合で注射されます。休日や夜間に生まれると、看護師の人手がない……という、じつに身勝手な理由で、出産日や時間が〝調整される〟のです。その「陣痛促進剤」の「医薬品添付文書」を一目みて、絶句。「重大副作用」として「子宮破裂」「胎児仮死」「母子死亡」など、戦慄の〝副作用〟が警告されていたのです（もはや副作用ではなく重大事故）。

じつは、「陣痛促進剤」「麻酔薬」などで赤ちゃんに脳性マヒが多発することは、産科婦人科学会は、とっくに承知して、対策までこうじていた。それが「産科医療補償制度」。脳性マヒ被害者に、支払われる。いわば、病院にとって一種の保険。ところが、これら事故の七七％が促進剤の「過剰投与」だったのです（『東京新聞』二〇一三年五月八日）。

病院は「促進剤」について、妊婦に一切説明なく「産道を柔らかくする薬」など、だまして投与しています。被害者の会が結成されるほど問題は深刻なのです。

(3) **「臍帯《さいたい》早期切除」**：出産後一定時間ヘソの緒はつけておくべきです。胎盤からの酸素供給が赤ちゃんには大切だからです。しかし、病院はすぐに切除します。すると、最後の頼みの酸素が断たれて、やはり脳性マヒのリスクが高まるのです。

2　恐怖の病院出産を証明するサル実験

●脳に重大損傷が残っていた

米国のウィリアム・F・ウィンドル医師の貴重な研究があります。彼は一九六〇年代、すでに「病院出産は脳を傷つける」「酸素欠乏が脳損傷を引き起こす」と警告しています。

その事実を証明するため、サルを使った実験も行っています。

A群：自然なままで、自然分娩させる。

B群：人間と同じように投薬、麻酔、臍帯早期切除をほどこす。

その結果は――。

A群：▼赤ちゃんは、産道から顔を出した瞬間から呼吸できた。▼母サルにしがみつき、足で立ち、飛び跳ねた。▼母親はすぐ日常生活にもどり、小ザルを連れ歩く。

B群：▼子ザルは、どれも呼吸困難に陥り蘇生術が必要だった。▼母ザルにしがみつけず、手足で立つこともできない。▼機敏さ、能力もなく、完全に無力。▼母ザルは投薬と長引いた陣痛でボウッとしている。▼自然ザルのようになるまで、約二～三週間かかった。

その後、ウィンドル医師は、B群で生まれた子ザルを解剖して驚愕します。

①すべての子ザルが、酸素欠乏によるひどい大脳損傷を被《こうむ》っていた。

②正常に戻るまで飼育し、解剖しても、出生時と同じ脳損傷を確認した。
③出生時に負った脳損傷は、長期間が経過しても修復不可能だった。
④臍帯早期切除のみでも脳は酸欠子ザルと全く同じ傷が確認された。
⑤三～四歳で死んだ子ザルを解剖しても脳に同じ損傷が残っていた。

●自然出産では脳性マヒは皆無

ウィンドル医師は、次のように結論しています。

「麻酔がかかった赤ん坊は、自身で呼吸できない。酸素供給は不確かで、不十分だ。このとき、臍帯を切ってしまうと、決定的な酸素を断ち切った窒息状態となる。それは、誤った二重過失である。大脳損傷（脳性マヒ）は、大脳の一部死亡状態である。自然界では、死産児を除いて、呼吸不全に陥ることは、けっしておきない」

病院出産で、脳性マヒになる――それは、もはや争う余地のない決定的事実です。なのに、ほとんどの女性、国民は、まったく知らない。新聞、テレビも隠蔽《いんぺい》しているからです。

さらに一見、表に出ない脳損傷もあります。

「調査対象の子どもの一五～二〇％が『脳損傷』が原因で、学習や行動に問題を示している」（ブルドウ大学、N・ケファート博士）

「米国の子ども二〇～四〇％が病院出産が原因で学習障害になっている」（ゴールドバーグ博士）。あなたは、これでも、病院で愛するわが子を産む気になりますか？

3　ワクチンは打ってはいけない！　それは、〝生物兵器〟……

●最後はマイナンバー制でマイクロチップ埋め込み

ワクチンは生物兵器である。こういえば、あなたは腰を抜かすでしょう。気でも狂ったの！　叫びたくなるはずです。しかし、それは、事実なのです。

一九七二年、ＷＨＯ（世界保健機構）の極秘文書が暴露されています。それをすっぱぬいたのはパトリック・ジョーダンというジャーナリスト。そこには、こう明記されていたのです。

「ＷＨＯは、ワクチンの形態をした生物兵器を開発する」

その作動メカニズムも書かれていました。それは三段階で発動する生物兵器だったのです。

(1)ゼロ歳児に各種ウイルスの種を仕込む：免疫系が未熟なゼロ歳児に何本も接種するのはこのため。

(2)思春期などに、他のワクチン接種で〝兵器〟をスタンバイ：おそらく子宮頸ガンワクチンは、そのためでしょう。

(3)引き金ワクチンを摂取：人工ウイルスで世界的大流行を煽《あお》り、強制接種で〝兵器〟にスイッチオン。人体は免疫暴走サイトカインストームを起し、高熱で数日で死亡する。

●〝人類管理〟マイクロチップ注射

そもそも「ワクチンが伝染病を防いだという証拠は一切ない」（内海聡医師）。

それどころか、〝かれら〟が作成した各種人工ウイルスで、偽のパンデミック（大流行）が次々に仕かけられています。あなたは、エイズ、SARS、鳥インフルエンザ、エボラ……など、話題の伝染病が人工ウイルスという〝生物兵器〟であることを、知らないはずです。さらに強制接種では〝人類管理〟のためマイクロチップが注射されているはずです。二〇一〇年、オバマケア法で、全米国民にチップ埋込み強制を可決。衛星電波で破裂し、封入した青酸カリを放出、瞬殺も可能です。マイナンバー制は、その布石なのです。

4　致死率三割……戦慄の副作用スティーブンス・ジョンソン症候群（SJS）

●パブロン一錠で主婦が死んだ

あなたは信じられますか？

風邪グスリを一錠飲んだだけで、死ぬこともありうるのです。一九九七年、犠牲者は、熊本の主婦A子さん。彼女は三〇代。病気一つしたことのない健康そのものの主婦でした。風邪気味だったので、大正製薬のパブロン錠剤を手にとります。通常は二錠のところ、念のため一錠にして飲みました。それが、彼女の生死を分けたのです。彼女は突如高熱に襲われた。皮ふ全体に異常な水ぶくれが出現、全身がただれる重傷の皮ふ症状があらわれた。ただれは、口内にまでおよび、入院一か月後に、苦悶のうちに息をひきとった。

彼女は、アレルギー体質もない普通の健康な主婦だった。それが、風邪グスリ一粒で、命を落としたのです。コルゲン（興和）でも死亡事故が発生。遺族は約一億五〇〇〇万円の損害賠償の裁判を起しています。

●二年半で犠牲者は一万三〇〇〇人？

風邪グスリでも、命を落とすことがある。あなたは、心に刻むべきです。

A子さんを襲った異常な重大副作用……それは、スティーブンス・ジョンソン症候群（SJS）と呼ばれ国際的もよく知られています。二〇一二年六月、厚労省の発表によれば、SJS被害者は、わずか二年半で、死亡例一三一人、発症者は一五〇〇人にたっしています。これは同省に医師が副作用として報告した例のみ。米国調査でも報告する医師は約一〇〇人に一人です。だから、犠牲者は、少なくともこの約一〇〇倍、一万三〇〇〇人はいるでしょう。SJS致死率は三人に一人と極めて高い。生き残った人も失明など、深刻な後遺症に苦しめられています。

●メカニズム不明、どんな薬も発症の恐れ

なるほど、風邪グスリを飲んだら、必ずSJSで死ぬわけではない。しかし、飲めば確実に死亡リスクは高まるのです。いわば、薬のロシアン・ルーレット。研究者によれば、原因にな

りやすい薬剤は特定されています。「アセトアミノフェン」（鎮痛剤・解熱剤：市販のほとんどの風邪薬に配合）、「イブプロフェン」（同）……など。

その他、「降圧剤」「抗生物質」など、約一〇〇〇種類の薬剤で発症したという。お手許の市販薬の「添付文書」を見てごらんなさい。風邪薬、解熱剤、鎮痛剤、向精神薬、降圧剤など、ほとんどに重大副作用「ＳＪＳ」とあるはずです。それがスティーブンス・ジョンソン症候群。こうなると、どんな薬でも発症する恐れがあります。

さらに、恐怖は「発症メカニズムは不明」という事実です。なぜ、発病するかわからない。なら、これら医薬品の販売を中止すべきです。風邪薬は風邪を治せず、痛みどめ薬も知覚神経をマヒさせるだけ、向精神薬なども病気を治せないのですから……。

5　糖尿病、食べなきゃ治る！　あたりまえを教えない

●三食食べろ、一生治らぬの嘘

『食べなきゃ治る！　糖尿病』（三五館）という本を書きました。

この一冊で、糖尿病のすべてがわかる、と自負しています。あなたが、糖尿病で病院に行く。すると、医者は、かならずこういいます。「三食しっかり食べてくださいね」。

三食しっかり食べたから糖尿病になったのです。耳を疑う専門医の発言です。

さらに、こう言います。

「ま……糖尿病は、治らないんです」

唖然茫然です。つまり、目の前の糖尿病専門医は、生まれてこのかた、一人の糖尿病患者も治したことがない。それを、胸を張って堂々と言う。

あなたは、「ではどうしたらいいんでしょう?」と、おずおずと聞くはずです。

「マ……いい薬があります。気長にやっていきましょう」

彼のいう〝いい薬〟とは血糖降下剤とインスリンです。つまり、一生、飲みなさい。打ちなさい。こういっているわけです。その先には、糖尿病悪化で末梢血管が詰まるため失明、心臓病、脳卒中、さらに腎不全から透析へと悪魔が道案内してくれます。そして足切断……、最後はガンが待っています。

●一五年の糖尿病が少食で完治!

あなたは、たずねるでしょう。原因は、なんでしょう? 医者は答えます。

「糖尿病は遺伝しますからネェ。だから、治らんのデス」

これも、まったくのウソです。私が糖尿病学会批判の基礎としたのが『糖尿病学』(西村書店)です。そこに、なんと「糖尿病は遺伝しない」ことを証明する論文が掲載されているのです。そんなことすら、糖尿病学会は気づいてもいない。

さらに、同専門書は、血糖降下剤、インスリンの恐ろしい数々の毒性、副作用にはまったく触れていません。きわめて無責任です。血糖降下剤には低血糖症、イライラ、攻撃性などさまざまな副作用があります。インスリンも同じ。医者は、死ぬまで「服用、注射」をすすめます。つまり死ぬまで金ヅルにするつもりなのです。そうして、糖尿病学会は、原因については遺伝などを持ち出しあいまいにしています。無責任です。

糖尿病の原因は――①**過食**、②**ストレス**、③**動物食**、④**運動不足**、⑤**甘い物**です。

だから、まずこの五つをさけることです。

糖尿病と診断され、一五年間、朝昼夜一〇単位のインスリンを打ってきた岡田正史さん（六二歳）は、一日一食にすることで半年で、完治させました。

ファスティング（少食、断食）で糖尿病は治ります。ゆっくりあせらずソフト・ランディングしていきましょう。

6　高血圧――数値下げ、誰でも患者に、でっちあげ

●二〇〇でも個人差、正常値

「ちょっと、触ってみぃ」

安保徹博士は、私の前に腕を出しました。その脈を触るとドックン、ドックン。あまりに、強い脈拍にびっくり。「これが、オレの血圧だッ。二〇〇以上」と、先生はニッコリ。「正常な血圧って、人それぞれで、ちがうんだよ。それを薬で無理に下げちゃ、ダメさ。体は必要だから、血圧上げようとしている。それを、クスリで無理に下げると、体は心臓の脈拍を上げて血

を流そうとする。ピッチでかせぐんだな」

世界的に有名な医学者でも、血圧はクスリで下げてはいけない、と断言しているのです。

ところが、日本人の七〇歳以上の二人の一人が、「降圧剤」を処方されています。ここでも、医者のいうまま、されるままなのです。なぜ、飲むのか？　先輩の一人は「会社の健康診断で医者に言われたんだよ」「なんて……？」「降圧剤飲みますか？　死にますか」

こうなると詐欺というより脅迫商法……。

知人の出版社社長のHさんは、医者の処方した「降圧剤」を飲んで、めまいがして、倒れそうになった、という。やはり、高齢の女性作家Aさんは、眼のまわりに真っ黒のクマをつくって現れた。「降圧剤」を飲んだら、気を失って前向きに倒れ、顔を打ったという。こんな被害者が、まわりに数多くいます。

●一八〇を一三〇に下げ大量病人狩り

なぜ、日本人は「降圧剤」漬けになったのでしょう。それは、メタボ基準の陰謀が背後にあります。二〇〇八年からメタボ検診がスタート。そこに、悪らつな陰謀が潜んでいた。

戦後、高血圧の定義は、最高一八〇と一定していました。ところが、いつのまにか一三〇まで下げられた。高血圧症の定義を下げれば、〝患者〟が急増する。それは子どもでもわかります。すると、医者は、正々堂々と「降圧剤」を処方できるわけです。まさに、ロコツな医療サギです。ペテンです。しかし、例によってメディアで批判する声は、一言も上がらなかった。

グラフD：肉食する人と比較したベジタリアンの血圧

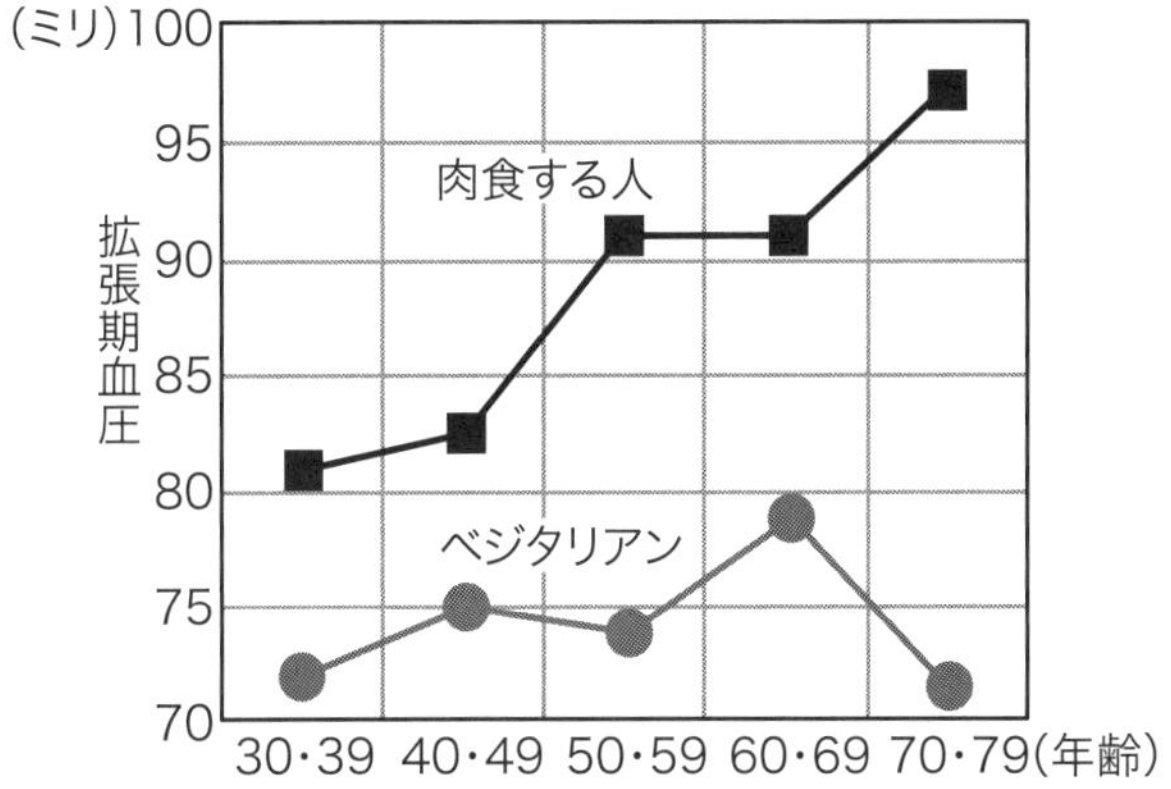

マスコミは、人類という〝家畜〟の洗脳装置だから、とうぜんです。

●高血圧治療で死亡率五倍に激増！

「降圧剤」は、その〝毒〟反応で血圧を下げるもの。だから副作用もすさまじい。死ぬ場合もある重大副作用は、腎不全、脳梗塞……さらに意識喪失、肝障害、頻脈、動悸、排尿障害、頭痛、貧血、低血圧症、不眠……など、数えきれない。極め付けはＥＤ（勃起不能）です。一八〇以上の高血圧患者に、治療を施したら、何もしない場合にくらべて死亡率が五倍激増した、という衝撃警告もあります。

血圧が気になるなら菜食にシフトしましょう。高齢ベジタリアンの血圧は若者とおなじ！（グラフＤ）。血管が柔らかいからです。

7　心臓病――「菜食」「少食」でイヤでも治ります

●菜食は心筋梗塞九七％を防ぐ

「心臓病は、イヤでも、かんたんに治る」

こういったら、長年、悩んでいる人は、眼をむくでしょう。

しかし、それは真実です。数多くの統計・疫学・臨床でも証明されています。心臓病の原因は、心臓病を動かす筋肉を養う血管が詰まることです。これらは冠状動脈と呼ばれます。では、なんで詰まるのでしょう。ネトネトした汚れが詰まらせるのです。これを「アテローム」といいます。冠状動脈の一部が詰まれば、狭心症、全部詰まれば心筋梗塞です。

では、なんでそんなネバネバが生まれたのか？　ずばり肉食が原因です。

「菜食主義の食事は、心筋梗塞の九七％を防いでくれます」

これは、『米医療協会ジャーナル』（一九六一）の記事です。

菜食者（ベジタリアン）は、肉を食べません。すると九七％も心筋梗塞発作から免れるわけです。

●菜食者の心臓病死は八分の一

決定的な疫学研究もあります。アメリカのL・フィリップス博士の研究チームは、セブンス・デイ・アドベンティスト（SDA）というキリスト教の一派に着目しました。その教義は菜食主義をすすめています。調査対象は約二万五〇〇〇人。さらに、同じ数の普通のアメリカ人も対象群として選ばれました。彼らは、肉食中心の生活を送っています。一人ひとり、食生活などについて綿密な聞き取り調査を六年間にわたって実施。さらに、健康の追跡調査は二〇年間にもわたって行われたのです。

グラフE：バター、肉類……動物脂肪をとるほど心臓病で死ぬ

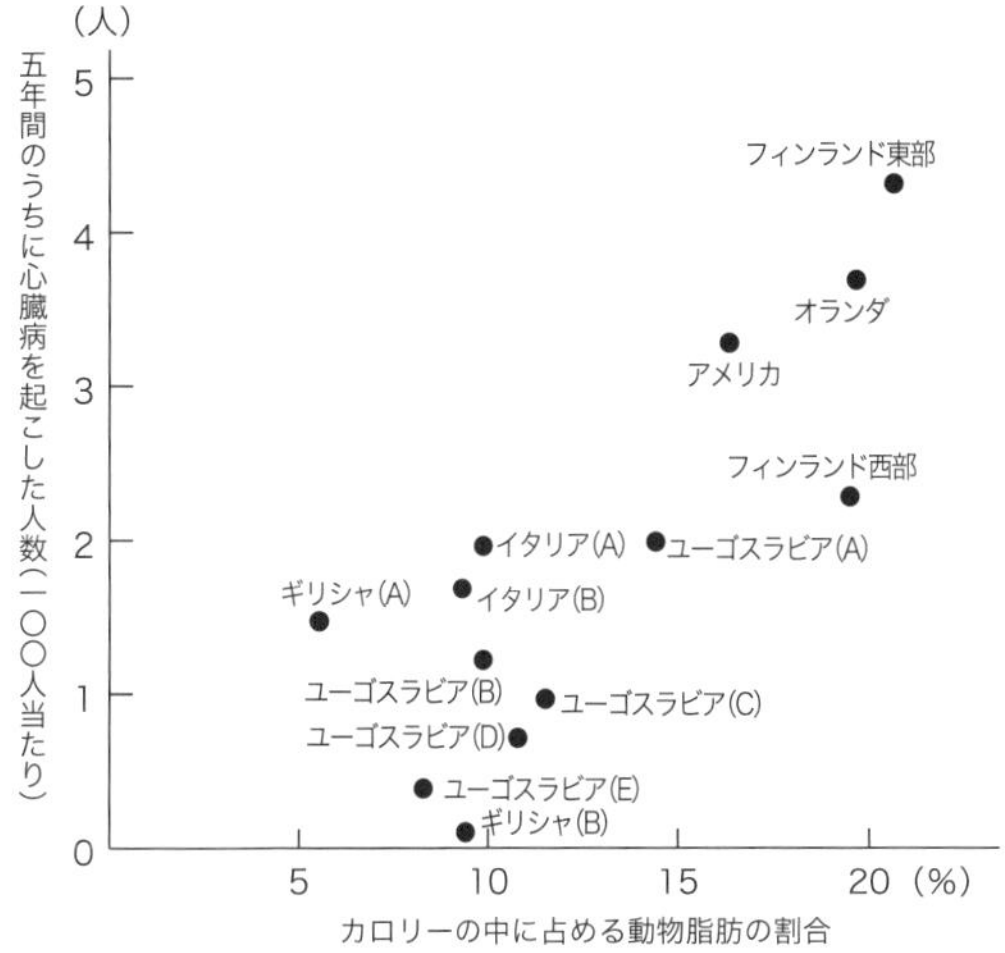

その結果、一般人の心臓病死亡率を一〇〇%とすると、菜食主義者は一二%でした。なんと八分の一。彼らは肉、卵、牛乳も食べない菜食主義（ヴィーガン）でした。卵・牛乳は口にする菜食者は三七%。つまり、心臓病死亡率は約三分の一。

肉をまったく食べないベジタリアンを一とすると、心臓病マヒ死の危険率は週に一～二回肉を食べると一・四倍強……週に三～五日では、一・六倍……と、増えていきます。

●脂肪率＝死亡率、真実は隠せ！

バターや肉脂肪など、動物性脂肪を多くと

る人ほど、心臓病で死にます。カロリー中にしめる動物脂肪の割合が増えるほど、心臓病が比例して増えていきます（グラフE）。

こうなると、「脂肪率」＝「死亡率」です。

アメリカ男性の心臓発作による死亡率は、中国男性の一七倍です。ちなみに、同じ調査で、乳ガン死は、アメリカ女性は中国女性の五倍です（『チャイナ・スタディ』）。

これら衝撃事実もテレビ、新聞は一切流しません。〝家畜〟に真実を教えてはいけないのです。

8 ガン治療死：日本では年三〇万人が〝虐殺〟されている

● 〝治す〟のでなく〝殺す〟治療

あなたのまわりにも、ガンで〝亡くなった〟かたが多いでしょう。

そのうち、少なくとも八割は、ガンで死んだのではありません。抗ガン剤、手術、放射線というガン治療で〝殺された〟ことはまちがいありません。これらは、ガンの三大治療と呼ばれています。いわゆる〝通常〟治療です。

あなたは、眼の前が真っ暗になる思いでしょう。ガンを治してくれるはずの治療で、ぎゃくに殺されるなんて、あるの⁉　それがあるのです。

まず、抗ガン剤。そのルーツは、なんと第一、二次大戦中に大量殺戮《さつりく》に使われた毒ガス兵器（マスタードガス）です。人殺しの化学兵器は、患者を殺せても、治せるわけがない。厚労省の技官も「抗ガン剤がガンを治せないのは常識」と証言しています。抗ガン剤は超猛毒です。その超猛毒に驚いてほんの一部ガンが縮小しても、五～八か月でリバウンドし、元のサイズに戻ります。放射線も強烈な発ガン性があります。それを、ガン患者に照射することじたいが狂気です。手術も、体力、免疫力を激減させます。手術で命を縮めるガン患者も後を断ちません。医者は悲しいほど無知です。治すつもりで殺しているのです。

●ガン死の八〇％は医療ミス殺人

Ｏ国立大医学部インターン医師が、亡くなったガン患者を精査したら、その八〇％はガンでなく、ガン治療の副作用死だったのです。ちなみに、学部長は、その論文を目の前で破り捨てています。日本では年、約三八万人がガンで死んでいる、と厚労省は発表しています。しかし、じつはその八〇％、約三〇万人は、ガン治療の名のもとに、病院で〝殺されて〟いるのです。

あなたは両耳をふさぎたくなったはずです。

だれでも、そんな怖いことは聞きたくない。あるはずない。そう思いたくなります。事実を直視してください。つぎに殺されるのは、あなたかもしれないのです。

●医者は抗ガン剤を打たない

内外一七一人のお医者さんに「自分自身に抗ガン剤を打ちますか？」と聞いたアンケートが

あります。その答えは、一七〇人が断固ノー！　でした。そして、彼らは自分のクリニックに来たガン患者には、抗ガン剤を打つのです。「娘にも、妻にも、断じて打たせない！」と怒鳴った医者が、患者には平然と打つ。まさに、悪魔に魂を売った人間の姿がそこにあります。なぜでしょう？　抗ガン剤は病院経営に欠かせないからです。ある抗ガン剤（ペグイントロン）は一グラム、三億三一七〇万円です。一億、二億の薬はゴロゴロあります。お金は〝闇の支配者〟に怒濤のように吸収されていきます。支払うのは私たちです。

悪魔の高笑いが聞こえてくるような気がします。目覚めてください。

9　精神医療――クスリ漬けサギで病人、自殺激増

●心の病も〝体毒〟で生じ〝排毒〟で治る

そもそも心の病をクスリという化学物質で治す――という発想が根本からまちがっています。

「病気は〝体毒〟から生じる」という東洋医学の根本理論を思い出してください。

「断食は〝万病〟を治す……」というヨガ医学の根本奥義を思い出してください。

やはり、心の病も、同じことです。それは〝体毒〟から生じています。その〝毒素〟は、まず過食による老廃物です。さらに苦悩・不安・ストレスからもアドレナリンやコルチゾールな

どの〝毒素〟が発生します。その他、食品添加物、農薬、重金属など〝毒素〟も心を狂わせます。外部刺激では電磁波の害も深刻です。それらが、脳機能を弱めて、精神の病のもととなるのです。〝体毒〟が原因の病気は、それを〝排毒〟してしまえば、確実に治ります。

あとには汚染されていないピュアな身体が残るからです。

脳の病もおなじ。〝排毒〟されたあとには、ピュアで健康な脳が残ります。

●〝体毒〟＋〝薬毒〟で病気は悪化

しかし、精神医療で行われているのは、この根本原理とは、まったく逆です。

精神科医は、心の悩みを抱えて来た患者に、それこそ、物凄い種類と量の向精神薬を与えます。クスリ漬けとは、まさにこのことです。しかし、患者の脳にたまった〝体毒〟で不調を訴えているのです。〝体毒〟で病気になった人に、クスリという〝薬毒〟を投与する。〝体毒〟プラス〝薬毒〟で、病気はさらに悪化していきます。これは、精神科だけでなく、あらゆる医療でみられる驚異の愚行です。それは子どもでもわかるリクツです。しかし、エライ先生は、こんなかんたんなことが永遠に理解できない。

●薬で心を狂わせ自殺、犯罪も急増

試みに、向精神薬の「添付文書」の副作用欄を見てください。腰を抜かす副作用が満載されています。抗うつ剤の副作用「抑うつ」などお笑いです。「自殺企図」「自殺念慮」とは、自殺する、ということです。「敵意」「攻撃性」。これは、精神科の薬物療法が、通り魔や家族惨殺などの不可解、残虐な事件の元凶となっている証明です。さらに、向精神薬には「不安」「焦燥」「興奮」「錯乱」「幻覚」「けいれん」などが列記されています。患者は、これら症状を治したいから医者に行き、投薬で悪化し、重症化しているのです。

こうして薬物療法は心を狂わせ、自殺、犯罪も急増していく。

クスリは病気を治せない――冷厳な事実を改めて心に深く刻んでください。

10 「輸血」――受けてはいけない、悪魔の吸血ビジネス

●医師一〇〇%が知らない真実

「輸血は、受けてはいけない」

こういえば、またもあなたは絶句でしょう。

『血液の闇』（三五館）という本を書きました。サブタイトルは、ズバリ「輸血は受けてはいけない」。共著者は、内海聡医師です。彼も、この「輸血」については、「自らのマインド・コントロールを解くのに、もっとも苦労した」と独白しています。現代医学を真っ向から批判し、医療改革を叫ぶ医療界の革命児ですら「輸血は必要だ」と心底思い込んでいたのです。

輸血は不要？　なら大量出血したとき、どうやって患者を助けるのか？

だれでも疑問に思うはずです。その答は「水分とミネラル分を補給すればよい」。

またもや、医師の一〇〇％は苦い顔をして首をふるでしょう。

「血球が欠けているじゃないか！」「血球細胞がなくて、どうして輸血になるなんだ」

その心配はいりません。血球細胞は、身体の体細胞が、赤血球・白血球に変化して、血管を満たしてくれるのです。だから、海水を薄めるか生理食塩水を点滴すればよいのです。

「初めて聞いた。ありえない！」またもや医師たちからブーイングの嵐でしょう。

●米国防総省すでに無輸血医療を確立

「水分とミネラルのみを補給すれば、大量出血でも救える」

これを証明したのが「カントンの犬の実験」です。フランスの生理学者ルネ・カントンは、フランス語で「海」と「母」の発音が同じことに触発され「海水こそ生命の源」と気づいたのです。薄めた海水の中で、白血球が自然に成育する様を観察し、確信を深めます。

次に愛犬の血液をすべて海水と交換する実験を見事に成功させます。最初ぐったりしていた犬は数日で元気に走り回るようになったのです。この奇跡の実験を説明するには、どうしても千島・森下学説が必要となります。

同学説は、「体細胞は血球細胞に変化する」ことを証明しています（細胞可逆説）。

つまり、カントンの犬は、体細胞を血球細胞に変化させて、血液を満たしたのです。

この事実に気づいたのがペンタゴン（米国防総省）です。イングルウッド病院で約一〇年間に、約六〇〇億円もの巨費を投じて、無輸血医療を確立しています。

「輸血」は患者の死亡率を倍増させます。さらに免疫不全でＧＶＨＤ（移植片対宿主病）という急死を招きます。治療法はなく確実に死にます。その他、エイズ、肝炎など感染症、呼吸困難、肺炎さらに免疫低下でガンも多発させます。血液製剤も同じです。

だから赤十字や献血キャンペーンなど、吸血ビジネスも、まったく有害無益です。

11　傷は消毒するな！　ここでも医学はまちがっていた

●消毒しない新しい外科治療

「どんな傷も消毒してはいけません」

高野弘之医師は、きっぱりと言った。

「だから、これまでの消毒法は、すべてまちがっていたのです」

これには耳を疑う人がほとんどでしょう。私たちは、小学校のときこう習いました。

「傷からバイ菌が入るので、キチンと消毒しましょう」

だから、ケガをしたら赤チン、オキシフルなどで消毒していたのです。それが、まったく、要らないとは……！　では、どうしたらいいのでしょう。

「流水で傷口を洗ってください。それだけです」

これには、昔の消毒法にとらわれている医師、保健師も、絶句のはずです。

ふつう、傷口を消毒したあとは、ガーゼを当てて、さらに包帯をします。ところが。

「ガーゼ、包帯をしてはいけません。傷口にくっつき、治りが遅く、ひどくなります」

では、高野先生、どうしたらいいのですか？

●クスリは不要、ラップで覆うだけ

次の高野医師の指導には、さらに、あなたは眼がテンでしょう。

「台所用ラップを用意します。それで傷口をくるむのです」

あぜんとしたあなたの顔が眼に浮かびます。なにそれぇ！　ポリラップでくるむのォ!?

高野先生は、その少年のような笑顔をほころばせながら、いいます。

「これで、跡形もなく傷はきれいに治っていきます」

これまで傷治療の常識は、傷口を殺菌消毒する。乾燥させ、軟膏薬を塗って、ガーゼを当て、包帯をする。これらを、すべて「やってはいけない」という。

乾燥させてはいけない。クスリを塗ってもいけない。ただラップで覆うだけ……。

高野先生は、スライドで完治した例をいくつも示します。あら、不思議！　ほんとうに、傷はあと形もなく消えて、まったくわかりません。

「もっともおすすめは、火傷の治療です。これまでは、自分の皮ふを剥いで移植するのが通常でした。しかし、パッチワークみたいに醜くあとが残ります。成長期なら、成長とともに〝張り替え〟手術が必要です。それはあまりに過酷です。火傷も水で洗いラップで覆えば、まったくあとも残らず、健康な皮ふが再生するのです」（高野医師）

この謎は、千島・森下学説が解明します。傷口や火傷面の細胞は、いったん万能細胞に戻ります。そして、改めて各体細胞に再生するのです。殺菌用の消毒剤は、その万能細胞を、殺し、傷つけます。そのため治癒しても醜い傷あとやケロイドが残ってしまうのです。

12　寝たきり——日本の寝たきり老人は欧米の五倍

●一〇日寝込むと一〇年老ける

日本の寝たきり老人は、じつは〝寝かせきり〟老人です。

「七〇歳以上で入院して寝たきりだと、一日で一年老ける」

専門医は恐ろしい警告をしています。なら、一〇日で一〇年、二〇日で二〇年も老けてしまう。その最大理由は、筋肉の衰えです。英語の諺《ことわざ》「Use it OR lose it」（使わねば、衰える）が全てを語ります。「廃用性萎縮」という言葉があります。使わなければ衰える。それは、人体のあらゆる組織、臓器、器官にいえます。だから、誤解を恐れずにいえば、老人にラクをさせてはいけない、のです。完全介護など、もってのほかです。

ところが、日本の介護は、箸の上げ下げから、上膳据膳《あげぜんすえぜん》までやってあげます。極端にいえば、老人は口をアーンとあけるだけで、食べ物をスプーンで入れてくれるのです。

介護士さんたちも、なにからなにまで面倒みるのが、介護だと教えられています。だから、疑問に思わないのです。介護施設で働く友人によれば、一日に百人もの身体を洗うそうです。

重労働だと、ぼやいていました。私は老人の身体を洗う仕事が、存在することに驚きました。体くらい、自分で洗わせたらどうか。だから、日本の寝たきり老人の数は、欧米の約五倍と世界最悪です。それが、介護ビジネスの市場となっているのです。

●北欧は天国、日本は地獄

上膳据膳の完全介護の最大の弊害は、年寄りに依存心を植え付け、さらに、大問題は運動機能が見るまに衰えることです。わかりやすくいえば筋力が衰える。それは、みるまに生活能力の衰えに直結します。足が衰え、車椅子になり、手も衰えて、ベッドに寝たきりになります。

保険会社に勤める友人は、北欧の老人施設を視察して、こう断言しました。

「あちらは天国、日本は地獄です」。理由を聞いてみると。

「北欧は自立させることが目的。日本は自立させない。だから、あちらは笑顔が明るい。日本は顔が死んでいますよ」

アメリカは病人大国と言われます。ところが人口比で、一〇〇歳以上は日本の三倍もいるそうです。さらに、日本の百寿者は寝たきり介護が多い。これに対して、アメリカは自分でコーヒーを入れたり、散歩したり、元気です。この違いはジム・トレーニングなど習慣の違いです。年寄りは背が縮み、腰が曲がります。筋力の衰えが原因です。だから、高齢になるほど本気で筋トレです。老後の蓄えは「貯金」より「貯筋」です。

もう一つ致命的過ちは、朝昼晩三食と二回のオヤツ。なんと一日五食！　それを口に押し込む。一日一食で超健康の私は、確実に病気になるでしょう。半分食べれば二倍生きる。長寿遺伝子が証明した真理です。「沢山食わせて、早死にさせろ」これが日本の介護行政なのです。

13 「人工透析」――八割は不要！　なのにだまされ病院送り

●患者一人、年五〇〇万の荒稼ぎ

「人工透析」を命じられた患者の八割は、まったく不要です。

原因とされる腎臓病も、食事療法で改善します。とくに有効なのがファスティング（少食、断食）です。専門医、菅野喜敬医師（セントクリニック院長）によれば「人工透析をはじめて一か月以内なら、半分は食事療法で離脱可能」という。

いま、全国に「人工透析」クリニックが乱立しています。それは、「患者は金の成る木」だからです。「人工透析」患者は、自動的に一級障害者に認定されます。「透析」費用から生活費まで、国が保証してくれます。透析患者を一人〝つかまえる〟と、病院は最低五〇〇万円荒稼ぎできます。だから、今や、患者の奪い合いが起きています。透析患者を一人紹介すると「謝礼」の相場は一〇〇万円だそうです。わざと腎機能を破壊する薬を処方して、腎臓を弱らせ、透析送りにしている悪徳医もいるという。要注意です。

●食事療法で八割不要なのに教えない

最低八割の患者が、食事療法で完治する。なら、どうして医者は、その食事療法を指導しないのでしょう。それでは、まったく儲からない。これが理由です。はやくいえば「患者に治ってもらうと困る」のです。そうして「生かさず、殺さず」金儲けのダシにする。

これは、あらゆる医療にいえます。「透析」は、一度始めると、もはや死ぬまで続けるしかありません。これは、患者にとって苦痛以外のなにものでもありません。食事療法で治ると知ったら、だれでも一〇〇％そちらを選ぶでしょう。しかし、医師も病院も、ぜったいに食事療法については、一言も教えません。

「最近は、検査数値を見ても、まったく透析が必要ないのに『ハイ！　透析』と送り込んでいます。呆れました」と、ある医者は憤慨をかくさない。

「人工透析」患者の平均余命は、約一〇年といわれます。深刻な身体負担のため透析性心不全などで死んでいくのです。

「二〇年以上生きている患者もいる、というけど、もともと透析が必要ない健康体の人も引きずり込んでいるから、長生きしているんだね」と菅野医師も苦笑い。

●貧血、頭痛、ED、最悪は透析性心不全

「人工透析」の合併症は「貧血」「けいれん」「頭痛」「低血圧」「神経傷害」「ED（インポテンツ）」「生理不順」「感染症」「悪性かゆみ」「心筋傷害」「免疫力低下」「骨・関節破壊」が報

告されています。「心筋傷害」が後の透析性心不全につながっていくのでしょう。「人工透析」の最大の苦痛は、一週間に三回もベッドに数時間も横たわらなければならないことです。これほどの苦痛、苦役はないはずです。

14 「点滴」――口から水分をとれない患者の緊急措置が……

●缶コーヒー飲んでる！　点滴患者

病院に行くと、ガラガラ点滴装置を引きずって廊下を歩いている患者をよく見掛けます。なかには、自販機コーナーで、缶コーヒーを飲んでいたり。どこでも見かける光景です。だけどこれは、医学常識からいえば、じつに不思議な光景なのです。

医学用語の定義には「点滴とは口から水分摂取不能の患者への緊急措置」とあります。だから、点滴治療を行う大前提として「口から飲めない」という条件があります。ところが、うまそうに缶コーヒーを飲んでいる。それを、だれも変とは思わない。じつにシュール（超現実）な情景です。ドクターも看護師も別に注意もしない。それは、すでにかれらの頭のなかから、「点滴の原則」など、とっくの昔にブッ飛んでいるからでしょう。

●口から飲める！　点滴するなと断る

だから患者のほうから、教えてあげるしかありません。

点滴をされそうになったら「けっこうです。口から飲めますから」と断ることです。

現在ほとんどの病院では、患者が入院すると、待ってましたと点滴を開始します。なぜでしょう？　患者は元気で口から水も飲めるし、食べられるのに……。

じつは、点滴の強制は、水分補給という本来の目的から、大きく逸脱しているのです。その目的は、ズバリ、薬剤の大量かつ高速注入です。昔のお医者さんは、注射器でプスリと薬を打っていました。そのたびに、顔をしかめて我慢した記憶があるでしょう。

しかし、昨今の病院では、患者に投与するクスリの種類も量も半端ではない。一人に一〇種類、二〇種類という薬剤を、平然と投薬しています。患者は、そのつど、一〇回、二〇回も注射されたら、痛くて音《ね》を上げます。それ以前に、怒って医者に食ってかかるでしょう。「どうして、一〇本も、二〇本も注射を打つんですか！　痛いじゃないですか！」

これには医者も返答に窮するでしょう。

●大量クスリ漬けにする〝高速道路〟

彼らは一回針を刺すだけで、多種類の薬剤をこっそり注入する方法を〝発見〟したのです。点滴は患者を大量クスリ漬けにする〝高速道路〟です。こうして、患者に対する薬剤の恐るべき多剤乱用が加速されたのです。もう一つ。点滴のさらなる恐ろしい〝効用〟があります。それが、老人の安楽死（？）です。医者の隠語で〝香典医療〟とは、老人に大量薬剤をここぞとばかり注入し最後の荒稼ぎ。〝延命〟を口実に大量薬剤で〝殺して〟稼ぐ。そのとき大量点滴します。二リットル、三リットルと点滴注入された遺体を医者は〝溺死体〟と呼びます。

「弱った老人に一日一・五リットル以上点滴すれば確実に死にます」（内海医師）

体内に水が溢《あふ》れ、肺水腫、鬱血性心房炎などで急死する。こうして点滴は〝完全殺人〟にも使えるのです。

15 「老人〝薬殺〟」――こうして、あなたも〝処分〟される

●一〇人に九人クスリ漬けであの世いき

『老人病棟』（興陽館）という本を書きました。

副題は「高齢化、あなたはこうして〝殺される〟」。けっして、過激なタイトルではありません。真実なのです。帯にはこう書きました。「一〇人に九人、クスリ漬けで、あの世いき」。これが、日本の老人医療の赤裸々な真実なのです。

「どうやって、最期《さいご》を迎えたいか？」

日本人に訊《き》くと一〇人に九人が「自宅で、家族に見守られて」と答えます。

ところが、じっさいは一〇人に九人が、病院の冷たいベッドで息を引き取っているのです。それも、とても安らかにはいかない。気づいたら鼻や口、ノドにチューブが突っ込まれている。さらに、腕や首には点滴の針が刺さって、顔には酸素マスクが被せられ、声も出せない。さらにコードが繋がれ、尿道には採尿管が差し込まれている。「やめてくれ！」と声を出そうにも、

マスクで声も出ない。起き上がろうとしても、身体はベッドに縛り付けられている。点滴の針から各種、薬物（毒物）が大量に体内に注入される。

●どうせ死ぬんだ、もっと打て！

ああ、これが、香典医療か……と気づいたが、もはやあとの祭り。毒が体内に入ってくる不快感がたまらない。つまりは、延命治療をかたった病院の最後の〝荒稼ぎ〟……。

「どうせ死ぬんだ、もっと打て！」

しかし、だれも人生の最期が、こんな苦しいものだとは、夢にも思わなかったはずです。畳の上で、家族に見守られて……という願いもふっ飛んでしまった。

ここで、恐ろしい話がある。「医薬品添付文書」には、使用上の「警告」が掲載されています。とくに命に関わる「重大副作用」を起す恐れがあるときは、使用中止が鉄則です。しかし、病院側は、緊急の延命措置なら、いくら使っても構わない……と、勝手なリクツでうそぶくのです。ここで、おそるべき老人薬殺テクニックが登場します。

まず、①重大副作用を起す薬を複数投与する。②狙いどおり、老人に重篤副作用が発生。③今度は、危篤事態から救命を口実に、さらなる大量投与を行う。すると、裁判を起されても「医者の裁量権にもとづく救命措置」で、責任は問われない――という。あきれ果てて、天を仰ぐ。この二段階の屁理屈で、病院薬殺で大量収益の〝香典〟医療は、今日も堂々と行われるのです。最後のしあげは、患者にまたがって心臓マッサージ。手の下でボキボキ肋骨が折れるという。こうなると〝生かして〟いるのか、〝殺して〟いるのかもわからない。この拷問のような〝惨殺〟を免れる方法は、ただ一つ。「いかなる延命治療も望まない」という意志（リビング・ウィル）を書き残しておくことです。

第3章　「検診」は、病人狩りの〝仕掛けワナ〟

1 「健診」も病人狩りビジネス、受けた人ほど早く死ぬ

●定期健診は即座に中止せよ

「日本は、健診先進国」と政府は、胸をはります。

とんでもありません。日本は、世界最悪の健診後進国です。それは、日本の予防医学の最高権威、岡田正彦博士（元新潟大学教授）が、断言しています。

「健診に、病気の予防効果はありません。逆に、受けた人ほど早死にしています」

博士は「あらゆる健診は、受けないほうがよい」と断言しています。かつて、欧米各国は「健診をすれば病気が予防できる」と考え、国家規模で健康診断を実施してきました。しかし、その成果を徹底検証した結果、健診が病気を防いでいる、という証拠は皆無でした。それどころか、逆に健診を受けた人ほど早死にしている……。そこで、国家規模の健診は全廃されたのです。「今も、公的健診を強制しているのは、日本だけのはずです」（岡田博士）

あなたは、あっけにとられて声もないはず。ここでも、クニに見事にだまされてきたのです。

岡田博士は、国家が企業に強制している定期健診は全廃すべきだ、と断言しています。とくに発ガン性のある胸部X線照射など論外。国家が、ガン患者を大量生産しているのと同じです。

●気をつけよう！　五つの仕掛けワナ

日本では、次のような五つの仕掛けワナが、あなたを狙っています。

(1)人間ドック：毎年三〇〇万人が受けています。世界で見られない奇習です。世界にこんなビジネスは存在しません。病気予防にならないどころか、病人大量生産のワナ。約九五％に〝異常〟のレッテルを貼って、病院送りにする。

(2)脳ドック：日本にしかない。動脈瘤《どうみゃくりゅう》を見つけて「すぐに破裂する」と詐欺で脅して危険な開頭手術にひきずりこむのです。死亡、半身不随、歩行不能、水頭症、痴呆など、恐ろしい後遺症が待っています。

(3)メタボ健診：世界で日本だけ。高血圧、高脂血症など基準値ハードルを下げて、健康人を病人にでっちあげて、大量に病院送りにする……一網打尽のトロール漁法と同じです。

(4)ガン検診：受けた人ほど早くガンで死にます（チェコ・リポート他）。もっとも恐ろしいのは、検査被ばくするX線です。盲点は、バリウム撮影、CT、PET検診。レントゲン撮影の数百～数万倍も被ばくする。日本人の発ガン原因の一〇分の一はCT検査です。ある自治体では、ガン集団検診を止めたらガン患者が約三分の一に激減しています。

(5)定期健診：病気は防げず、X線でガンになる。即時、止めさせましょう。検査入院も怖い。「車で出かけて、霊柩者で帰ってきた」など悲劇は後をたちません。

2 「ガン検診」、受けたひとほど発ガン、早死に！

●「チェコ・リポート」の真実

「チェコ・リポート」（グラフF）を見てください。肺ガン検診を受けたひとほど①肺ガンにかかり、②肺ガンで死に、③総死亡数も多くなっています。これは、ガン検診が、ガンを増やし、ガンで死に、寿命を縮める……決定的データです。

日本の予防医学の権威、岡田正彦博士（前出）は「非の打ち所のない完璧データ」と絶賛します。これは一九九〇年、チェコスロバキアで発表された実験論文です。

具体的には、まず健康な男性六三〇〇人（全員喫煙者）をクジ引きでA、B二つのグループに分けます。

Aグループ：年二回肺ガン検診を三年間受ける。
Bグループ：肺ガン検診を、まったく受けない。

具体的検診内容は⑴胸部X線撮影、⑵喀啖細胞診断。三年間の検査が終了したら、その後、さらに三年間、A・B両グループの健康状態が追跡調査された。いずれも年一回ずつ、胸部レントゲン検査を受けてもらい、肺ガン発症率を比較した。

グラフF：ガン検診を受けた人ほど発ガン、早死にする！（チェコ・リポートの衝撃）

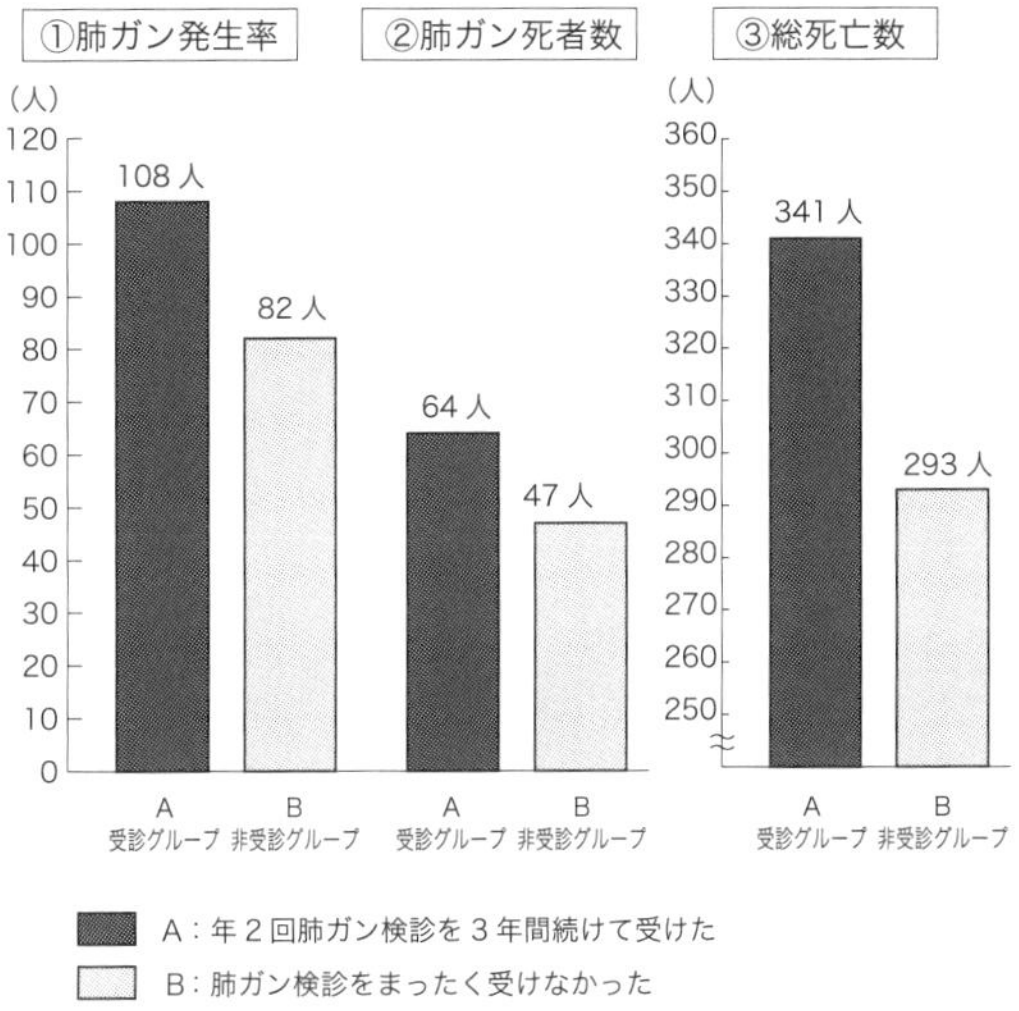

●検診がガンを増やしていた

その結果、衝撃事実が明らかになった。

(1)肺ガン発生率：A：一〇八人、B：八二人。検診を受けたグループの方が多く肺ガンを発症している。Aの発ガン率は、Bの一・三二倍。

(2)肺ガン死亡率：A：六四人、B：四七人。やはり、検診を受けた方が多く肺ガンで死んでいます。Aの肺ガン死亡率は一・一六倍。

(3)総死亡数：A：三四一人、B：二九三人。なんと、全体の死亡者数もAの検診グループのほうが多い。その総死亡率は一・三六倍……。

つまり、ここでガン検診の正体が暴露されたのです。その目的は、ガン予防ではなく、じつはガン生産だった。背後に悪質な巨大ガン利権が潜んでいたことは、まちがいない。

●米国でも同じ実験結果に

この調査では肺ガン以外にも、あらゆる死亡原因が集計されています。

結果は肺ガン以外の病気で死亡したひとも、ガン検診を受けたAが明らかに多かった。だから、(2)ガン死亡率に加えて、(3)総死亡率も高くなったのです。

アメリカでも同様調査が実施され、同じ結果が出ています。それが「メーヨークリニック報告」。喫煙者男性九〇〇〇人対象で、やはりA・Bグループを比較（一九九三年、『CANCER』72・1573）。これも「肺ガン死亡率」「総死亡率」とも、検診Aグループの方が多かった。「現在まで結果をくつがえすデータは現れていません」（岡田博士）。

3 「メタボ健診」、三〇六〇万人を病院送り！

●健康人を病人にし荒稼ぎ

二〇〇八年、「メタボ健診」制度がスタートしています。一見、国家が国民の健康管理に、気をつかってくれているように感じます。しかし、それは、じつに甘い。

その正体も、医療マフィアによる〝患者狩り〟。私は、その悪らつな陰謀をあばく一冊で告発しています。『メタボの暴走』（花伝社）。そこで、こう警告しています。「『強制』健診の、あとに地獄の薬漬け――」。その内実は「国民二人に一人（四〇～七四歳）が〝お呼び出し〟」「三〇六〇万人が〝病院送り〟！」。

あまりにも〝病人狩り〟が露骨です。「医療費『大爆発』、医療は『大崩壊』へ……『健康人』を〝病人〟に仕立てて荒稼ぎ。これは医療メジャーの陰謀だ」（同書）。

●メタボ健診、一〇大欠陥の恐怖

この国家ぐるみの病人狩り陰謀には、一〇大欠陥があります。

①**「メタボ健診」は事実上、国民義務として強制される。**

さらに健診結果から⑴保健指導、⑵受診勧奨も半ば強制で、医薬品投薬に誘導される。「健診拒否」すると保健医療費一〇％アップのペナルティがある。

②**「特定健診」「保健指導」の医療機関は特定される。**

国民は好きな病院を選べない。クスリ漬けする薬物療法の医療機関のみ認定される。

③**「国民の健康情報」という重大個人情報が国家に握られる。**

恐るべき国家の個人情報管理であり、国民総背番号制の〝健康版〟である。

④**国家強制は、医療費の大爆発を招き医療制度は大崩壊。**

「受診勧奨」で、約三〇〇〇万人余りが、通院義務を課せられる。医療費は大破綻する。

⑤**〝メタボ特需〟の利益誘導で潤うのは製薬業界だけ。**

「降圧剤」「抗脂血剤」「血糖降下剤」など、関連薬剤の爆発的売り上げの導火線だ。

⑥縮小する抗ガン剤市場から、メタボ市場へシフト加速。

猛毒性、殺人性がバレて、世界の抗ガン剤市場は縮小している。製薬マフィアは、狙いをメタボ市場に定めた。日本政府が製薬メジャー戦略に利用された。

⑦メタボ〝基準〟を下げ、多くの健康人を〝病人〟に仕立てる。

高血圧を一三〇に、コレステロール値を二二〇に、ハードルさげ〝病人〟大量生産。

⑧「メタボ定義」もいい加減。健康な〝病人〟が数千万人に！

一律「正常値」はペテン。こうして、〝病人〟大量生産も自由自在……。

⑨国家権力による健康管理はファシズムへの道。

憲法一三条は個人の自己決定権を保障している。メタボ健診は違憲の疑いあり。

4　「脳ドック」、動脈瘤が破裂する！と脅迫商法

●「死んじゃうヨ」と脅す

「脳のなかに時限爆弾！」「いま爆発してもおかしくない」「死んじゃうヨ」

うっかり「脳ドック」で検診を受けると、このように脅されるでしょう。

これは、動脈瘤が見つかったときの脳外科医の〝脅し文句〟。中高年ともなれば、大なり小なり、動脈瘤があるのが、あたりまえ。それを、医者は「今すぐ爆発する」と脅してくる。

そもそも「人間ドック」同様に、「脳ドック」も日本独自ビジネスです。ＣＴとＭＲＩとい

う測定装置の普及とともに、脳ドックも〝普及〟してきたのです。

脳外科医のホンネは「高額医療費の元を取れ！」。

日本におけるCT普及率は世界でもダントツ。MRI（核磁気共鳴断層装置）も一位で二位の二倍もの普及率。MRIの高いものは一台約一〇億円……！　驚倒する価格です。CTやMRIを導入した病院は、高額ローン返済のため、装置を〝フル稼働〟させる必要があります。

そこで、「脳ドック」というビジネス・モデルが考案されたのです。

●手術死二・七％、犠牲者一二％

あなたが脳ドック検診を受けると、医者は深刻な顔でこういうでしょう。

「脳動脈瘤が見つかりました」「今のところ、破裂していませんが……」

これを「未破裂動脈瘤」と呼ぶ。二〇〇三年、国際専門誌に掲載された報告があります。

動脈瘤が見つかった一〇七七人を五年間、追跡調査した結果、その破裂の危険性を精査したものです。その破裂率は▼七ミリ未満：〇・二％、▼七〜九ミリ：〇・五％、▼九ミリ以上：三・一％……。つまり九ミリ未満の小さな動脈瘤なら一〇〇〇人中九九三人は、放置していても、なにも起こらず、元気に過ごしている。

ところが、脳外科医は「今すぐ、破裂する」と脅かす。恐怖で開頭手術を受ける。すると一年後には二・七％が脳出血などで死亡。「脳出血を防ぐ」はずの手術で、脳出血で死ぬ！　皮肉です。その他、手術が原因の半身不随など後遺症も多発。こうして、死亡例と後遺症を加えると、〝被害者〟は一二％を突破しています。つまり、①放置組：五年後、九九・三％は無事。②手術組：一年後、二・七％死亡。半身不随など犠牲者一二％超。医者がすすめる手術は極めて危険です。

●彼らは白衣を着た〝詐欺師〟

欧米五三医療機関二六二一人の研究データでは、一センチ未満の動脈瘤破裂率は年〇・〇五％。二〇年でも二％という低さ。医者は、その危険性を四〇倍以上誇大に脅していた。「患者に正確な破裂率〇・〇五％を説明していた脳外科医は、わずか五〇人に一人」。開頭手術は一六〇万円の儲けだから。後遺症で水頭症、認知症、歩行不能など悲惨な事例が後をたちません。やはり、彼らは白衣を着た〝詐欺師〟です。

5 「定期健診」、拒否すればクビになる⁉

●欧米は完全否定した定期健診

「日本は『定期健診』、先進国です！」

厚労省の広報広告に呆れました。これは、〝後進国〟のまちがいです。「定期健診」に病気の予防効果どころか長寿効果もなかった。それは、前述のとおり。だから、欧米諸国は、すべて公的「定期健診」を廃止したのです。

日本屈指の予防医学者、岡田博士（前出）は明快です。

「いくら検査を受けても長生きしない。死亡率は下がらない。それを世界中の研究者が理解した。学界も国も『定期健診』をすすめてはいけない、と理解した」

海外では「定期健診」を否定する論文が無数にあるそうです。

あなたは、ただビックリでしょう。

●〝病人狩り〟で病院送り

世界で、日本だけは、国家（政府）が、国民に「定期健康診断」を義務づけ強制しています。

それを定めるのが「労働安全衛生法」（第六六条）です。

(1)事業主は被雇用者の「定期健診」実施義務がある。実施しない場合は罰せられる。
(2)労働者は、受診義務がある（拒絶の場合、解雇もありうる！）。
(3)症状の有無に拘らず、全員一律で受診しなければならない。
(4)既往歴、前回の検査結果にかかわらず、一定間隔で実施される。

これは、戦争中の〝徴兵検査〟と同じです。国家が事業主に、兵隊検査をさせているようなものです。検査によって、〝病人狩り〟をして、戦地ならぬ病院に送り込む。

●健診を受ける人ほど早死に

「定期健診には、いっさい病気を防いだり、寿命を延ばす効果はありません」

岡田博士は、『検診で寿命は延びない』（ＰＨＰ新書）で断言する。それどころか「定期的に健診を受けるひとのほうが寿命が短い、という大規模調査の結果も出ています」。

これでは、政府推進の定期健診など、アホらしい。ナンセンスの極みです。さらに、岡田博士が指摘するのが、定期健診でのレントゲン撮影の強制です。

「発ガン性Ｘ線被ばくを国家が強制している」「こちらは懲罰規定がある」「ぜったいに許せない」（同）

チェコ・リポートで、肺ガン検診を受けたグループほど発ガンしていた事実を思い出してください。その原因の一つが胸部Ｘ線撮影です。ガンを防ぐための検診で、発ガンしている。なんという皮肉。なんという愚かさ……。岡田博士はきっぱり言う。

「私が生きている間に、このＸ線照射は、ぜったいに止めさせます」

政府と大衆の無知と狂気……情報、教育を国際医療マフィアに支配された悲劇です。

6　ガン検診、受けた人ほど、ガンで死ぬ

●「早期発見」を唱えた学者の壮絶死

「ガン検診を受けた人ほど、ガンになる」

あなたは、ただ耳を疑い、絶句するはずです。しかし、それは肺ガン検診のチェコ・リポート（前出）だけではありません。

あなたは、なぜガン検診を受けるのですか？

「そりゃあ、早期発見してもらい、早期治療をしてもらうためですよ」

だれでも、こう答えるはずです。しかし、もうここで、あなたはダマされているのです。

あなたが盲信している「早期発見・早期治療」の正体は〝早期発見・早期殺害〟……なのです。それを証明する悲劇があります。

「早期発見・早期治療」を唱えた学者が壮絶なガン死を遂げているのです。

戦後、日本で最初に、このキャンペーンを提唱したのは、故・田崎勇三博士です。彼は東京帝国大学癌研付属病院長から日本癌学会会長までを歴任した、日本のガン学界の重鎮でした。その「早期発見・早期治療」を国策として推進したのが当時の厚生省です。田崎博士は、その旗振り役として飛行機で全国を講演行脚したのです。会場は常に一〇〇〇人以上の医療関係者の熱気で満たされました。

●「超早期発見」「超早期死亡」の皮肉

多忙を極めていた田崎博士は、歯茎に異常を感じた。「これはガンだ！」。直感した。細胞検診すると、〝ガン細胞〟が二、三個みつかった。まさに、超早期発見……さっそく、博士は自ら治療にとりかかった。それは、放射性コバルトの針を歯肉に埋め込むという施術。放射線でガン細胞をやっつけようという魂胆です。さらに、「ガンと戦うには栄養を付けなくては」と朝からステーキを食べまくった。これは、とんでもないまちがい。動物たんぱく自体が、最悪の発ガン物質であることが、証明されています（『チャイナ・スタディ』他）。

さらに、放射線にもガン増殖を加速する作用がある。こうして、まさしく、ガンは治るどころか、あれよあれよというまに膨れ上がり、博士の面相も変わってしまった。その後、大手術など大変な騒ぎになったが、哀れ、日本のガン研究のトップは半年足らずで亡くなった。昭和三八年、没……。

「『超早期発見』が、『超早期死亡』という皮肉な結果になったのです。先生は、それを信じてやられた。東大栄養学の先生も参加して、〝最高〟の療法を施した。しかし、治療もまちがい。食事もまちがい。〝最高〟の権威が、〝最低〟の結果に終わった。壮絶な〝人体実験〟でした。この悲劇が全てを物語っています。先生の死を無駄にしてはいけない」

ガン自然療法の権威、森下敬一博士は、しみじみと語ります。

7　がんセンター総長六人に四人がガン死

●命を縮める治療が待ちかまえ

日本ガン学界のトップが、このようなまちがいガン検診、治療で〝超早期〟死亡しているのです。そもそも、国立がんセンターの歴代総長六人のうち四人が、ガンで死んでいる……。

「だから、いかに強弁してもダメです。つまり『治療法が確立していない』。抗ガン剤、放射線、手術……全部、同じ過ち。総長たちは『治療』がぎゃくに命を縮め〝殉職〟された。一般

人にとって、こんな恐ろしい話はない」（森下博士）

免疫学の権威、安保徹博士も断言します。

「けっきょく治療自体がまちがっているからダメです。だから、抗ガン剤や放射線とか、そもそもガンが悪くなるような〝治療〟が待ち構えている……」

その他、著名な医師たちも断言しています。

岡田正彦医師：「早期治療が〝有効〟である――というエビデンス（証拠）はない。それを国がなんで音頭をとって、旗を振ってやるのか？　ぼくにはとても理解できない」

近藤誠医師：「バカげている。『早期発見、早期殺害』に近い（苦笑）。イスラエルで病院がストをしたら全国の死者が半減したでしょ。これはありうる。けっきょく、『長生きしたかったら、病院に行くな』という結論になる。なのに、症状が無くても行くんだからね……」

真弓定夫医師（小児科医）：「早期発見・早期治療などいりません！　あらゆる場面で必要ない」

鶴見隆史医師（鶴見クリニック院長）：「意味がない。あら探しで、本当にそれがガンかどうか、わからない。切ってみてガンでなくても〝ガン〟ということになるんでしょう」

中原英臣医師：「『早期発見』は、見つけてはいけない〝異常〟を見つけてしまうから怖い」

これは、日本ガン学界トップの田崎博士の悲喜劇に通じます。

後述のように、人間には毎日平均約五〇〇〇個のガン細胞が生まれています。健康な成人でも、体内に数百万から数億個のガン細胞があるのが、あたりまえ。つまり、それが〝正常〟なのです。それらがどうして大きくならないのか？　体内をパトロールしている免疫細胞のナチュラル・キラー（ＮＫ）細胞が、ガン細胞を日夜攻撃しているからです。

ガンの権威、田崎博士は、こんな基礎的なことすら知らなかった。二、三個のガン細胞などあってあたりまえ。それを、コバルト放射線などで〝刺激〟したため悪性化、凶暴化させ、アッというまに命を落としたのです。

あるのがあたりまえのガン細胞が〝見つかった！〟と大騒ぎする。じつにコッケイです。

8　ガン細胞〝無限増殖論〟のペテン

●〝医学の父〟ウイルヒョウの妄想

「ガン細胞はひとたび生まれると、宿主の患者を殺すまで、無限増殖する」

これが、ガン細胞の「無限増殖論」です。唱えたのは〝医学の父〟として、いまだ現代医学中枢に鎮座するルドルフ・ウイルヒョウ（前出）です。

ウイルヒョウは、致命的過ちを犯しました。

それが、ガン細胞〝無限増殖論〟です。その根底にあるのは「細胞は細胞分裂のみで生じる」という説です。だから、ガン細胞も細胞分裂で増殖していく……と主張したのです。

現代医学の教科書も、まさにその通り書かれています。医者も、その無限増殖論を信じきっています。ところが、診断技術の精度向上で、人類は赤ん坊から年寄りまで、平均して一日約五〇〇〇個のガン細胞が生まれていることが判ってきたのです。いっぽう、〝医学の父〟は、ガン細胞一つでも生まれたら無限増殖し患者を殺す、と断言している。

●一九七五年、NK細胞が発見された

〝無限増殖論〟が正しいなら、人類は一〇〇万年前に絶滅していたはず……です。

じつは一九七〇年、「健康なひとにもガン細胞は発生しているが、免疫機構がつぶしている」という説が提唱されています（バーネット仮説）。

じっさい、毎日何千ものガン細胞が生まれているのにガンにならず健康でいられる。その理由も判ってきました。NK細胞など免疫細胞が、ガン細胞を攻撃し、殺しているからです。このNK細胞は一九七五年、元山形大学学長、仙道富士郎博士と、米国のハーバーマン博士により同時発見、報告されています。こうして「バーネット仮説」は証明されたのです。つまり、免疫細胞を強めれば、ガンは防げる。治せる！　一五〇年も昔のウイルヒョウは、この免疫細胞の存在すら知らなかった。ガン細胞〝無限増殖論〟の完敗です。

9　NK細胞「発見」を黙殺したガン学会

●免疫細胞で治られては〝困る〟

「ガン細胞は毎日数千個も生まれている」「免疫細胞（NK細胞）は、日々それを攻撃してい

る」「だからＮＫ細胞を強めればガンを防げる」

これが「仙道・ハーバーマン理論」です。

これにより、ウイルヒョウのガン細胞〝無限増殖論〟は、根底から否定されたのです。

しかし……。不思議なことに、世界の医学界は、このＮＫ細胞発見を故意に黙殺して今日に至ります。なぜでしょう？　それは、ＮＫ細胞の存在は、じつに医学利権にとって「不都合な真実」だからです。

ウイルヒョウは「ガン細胞が一つでもあったら、患者を殺すまで増殖する」と唱えたのです。つまり、ガンができたら……もはや死ぬしかない。つまりガンの「死病説」です。

ガンになったら、死ぬしかない。それを救うのは、医師、医薬、医術しかない。

そうして患者を〝洗脳〟し、医師にすがらせてきた。ところが、ＮＫ細胞の発見は、〝ガン死病説〟を根底からくつがえします。

●ＮＫ細胞の存在は〝不都合な真実〟

ガン細胞ができても、ＮＫ細胞が攻撃してくれ、健康でいられる。つまり、ガンにならない、あるいは治すためには、一にも二にも免疫力（ＮＫ細胞等）を強めること。患者が、その〝真理〟に気づいてしまう。免疫細胞で治られては、巨大なガン利権は、おおいに困る……。

まさにＮＫ細胞発見は国際ガン・マフィアにとっては不都合な真実だったのです。

しかし、その存在は、もはや隠しようがない。顕微鏡で見るとＮＫ細胞は、ガン細胞の四分の一くらいの大きさ。体内をパトロールしており、ガン細胞を発見すると果敢に肉弾攻撃をしかけます（写真G）。

ガン細胞の細胞膜を破り、中に三種類の毒性たんぱくを注入し、ガン細胞を瞬殺するのです。即死したガン細胞の死骸は、酵素で分解され尿などから老廃物として排泄されます。

その他、様々な免疫細胞（白血球）もガン細胞を攻撃していることが解明されています。

写真G：見よ！ガンを攻撃するのは免疫細胞（ナチュラル・キラー細胞）だ！

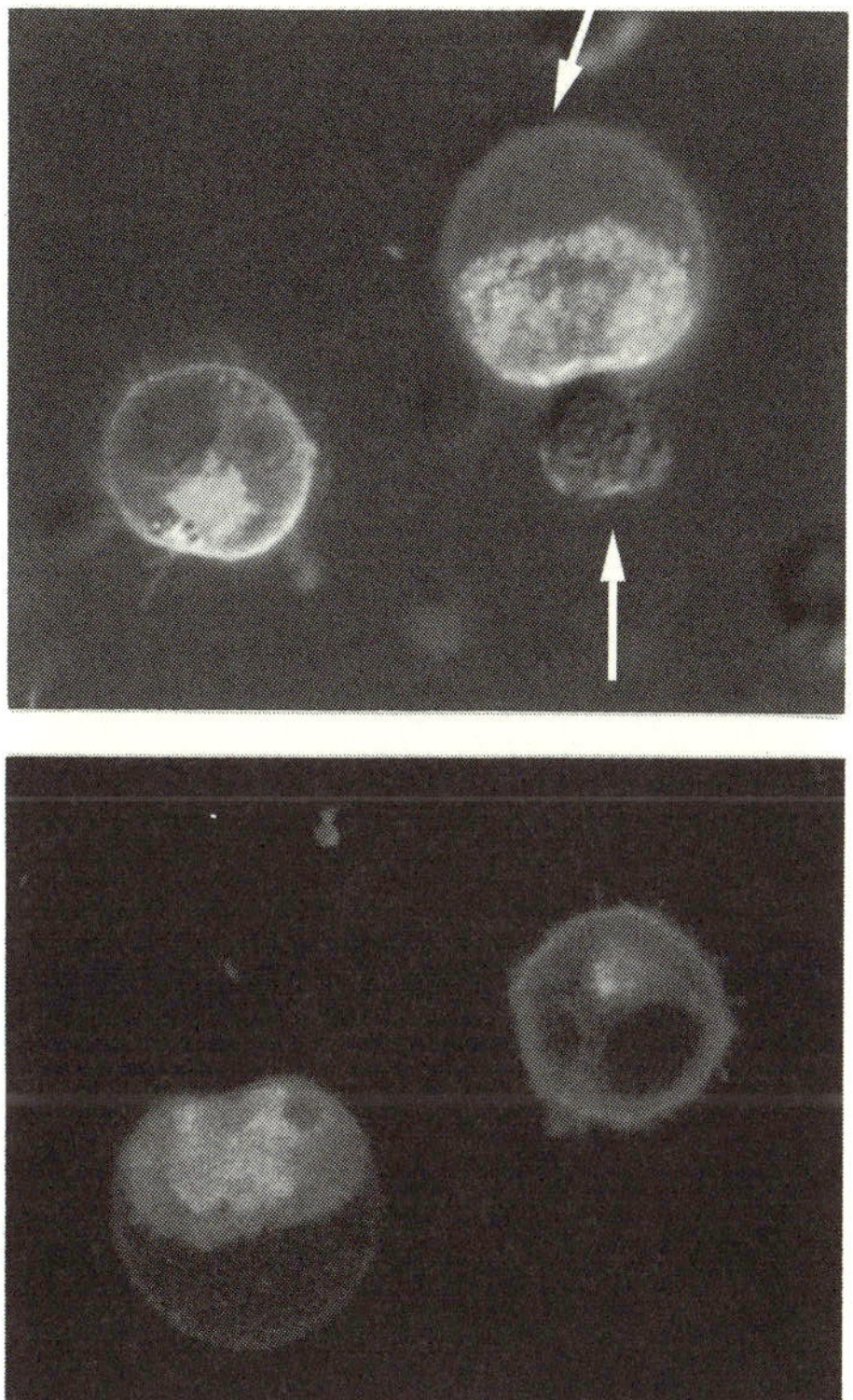

ナチュラル・キラー（NK）細胞が、ガン細胞を攻撃する瞬間

ナチュラル・キラー（NK）細胞（上の写真の下方の矢印）が、ガン細胞（同、上の矢印）に食いついた瞬間。NK細胞の攻撃を受けて細胞膜が破られ、死滅したガン細胞は、赤く染まっている。

（ルイ・パストゥール医学研究センター提供）

●ガンは自然治癒力で完治する！

この「バーネット仮説」証明は、衝撃的です。免疫細胞の力とは自然治癒力そのものです。

つまり、ガンは――自然治癒力で完治する――ことが証明されたのです。

しかし……NK細胞がガンを攻撃するという真理を認めると、抗ガン剤、放射線、手術の〝三大療法〟の出番がなくなる。それは、巨大ガン利権としては、おおいに困る。だから、既成ガン学界はいまだに、NK細胞説を無視し、悪魔神ウイルヒョウの〝無限増殖論〟に固執しているのです。その姿は、もはや醜悪のきわみです。

10　気分で決めてる「ガン検診」

●ガン細胞の〝定義〟はない！

「現代医学は、ガン細胞の定義をあきらめました」

私は耳を疑いました。近藤誠医師に取材していたときのことです。

――ガン細胞に定義はないのですか……!?

「ありません」

近藤先生は、きっぱり。それは、どういうことなのでしょう……。

「昔は、ガン細胞といえば、増殖して患者を死なせる……存在でした。だから、悪性新生物と呼んだのです。しかし、顕微鏡で細胞検診をするほど、判らなくなってきた。よく十人十色と言いますが、ガン細胞は百人百色……いや、千人千色です。いかにも悪そうな細胞が、実はおとなしくて、おとなしそうな細胞が凶悪になる。だから、現代医学では、ガン細胞の定義はないのです」

――でも、それはおかしいじゃないですか！　げんにガン検診では、最終的な生検で、細胞標本を病理医が顕微鏡で観察して「これはガン！」「これはちがう」と判定して、本人にガン告知されているじゃないですか？　ガン細胞の定義がないのなら、かれら病理医は、何を根拠に決めているのですか？

●朝は「ガン」で夕方は「ガンじゃない」

「じつにいい質問です。……彼らは〝気分〟で決めているのです」

――気分でッ⁉（思わず叫んでしまった）

「その証拠に、病理医は、朝、『これはガンだ』と判定した同じ標本を、夕方に見せると『ガンじゃない』と言う（苦笑）」

わたしは、絶句して、質問する気力も萎《な》えてしまった。

●検診で見つかる〝ガン〟はガンじゃない

「さらに……、困ったことには」と近藤先生は言い足した。

「外科の方から、病理に『怪しいのは、みんなガンにしといて……』と言ってくる」

だから、病理医も心得たもので〝怪しいヤツ〟は、すべてガン（というコトに）する。ガン細胞も、だれが見てもガンというまっ黒から白まで、〝グレーゾーン〟がある。病理医は、グレーゾーンも〝全部ガン〟というコトにして診断書を書き、患者に告知する。

患者本人は、通知書に青くなり膝が震え、家族は泣き崩れる。まさか、「気分で決めた告知書」なんて、夢にも思わない。近藤先生はキッパリ言った。

「だから、検診で見つかる〝ガン〟はガンじゃありません」

――先生のいう〝がんもどき〟つまり「良性」ですね。

「そのとおりです。何もしなければ、なんの悪さもしません」

11 欧米で「ガンでない！」、日本は「ガンだ！」

●異形上皮、ガンでないのに胃切除

あなたは、ガン検診の判定が「気分で決められている」ことに驚愕《きょうがく》したはずです。

それも、ガンでない「良性」細胞を「ガンだ！」と偽って、「診断書」をでっちあげている……！　あなたは、息が止まるほど驚いたはずだ。

近藤医師は、なんの問題もない良性変化を、悪性ガンとでっちあげる手口の一例を教えてくれた。

……それは、〝初期胃ガン〟の診断です。あなたは、体調が悪いとき口内炎になった経験があるでしょう。口の内側粘膜に水疱ができたり、ただれたり。それを医学用語で「異形上皮」といいます。上皮とは、組織や臓器の表皮のことです。日本のガン学界では、同じ変化が胃の内壁にあると、〝早期胃ガン〟と判定し、胃の切除を命ずるのです。

口内炎を、〝ガンだ〟と医者が言ったら、さすがに「あんた、馬鹿じゃないか！」と、誰でも怒ります。ところが胃の内部だったら「ああ、そうですか……」と顔面蒼白で受け入れてしまう。

「欧米では、胃の異形上皮は、ガンとは診断しません」（近藤医師）

ノー・プロブレム！（心配なし）。二、三日、ファスティング（絶食）すれば、いやでも治ります。ところが、日本では「早期胃がん、胃の部分切除！」と医者は叫ぶ。ここでも、まさに詐欺と恫喝《どうかつ》と傷害が、白昼堂々と行われている。

●初期大腸ガン？ ポリープガン？ 嘘八百

さらに悪質なのが〝早期大腸ガン〟。やはり粘膜に異形上皮があるだけで「大腸粘膜ガン」と〝診断〟して「大腸部分切除」を強行する。欧米の医師なら「異形成」でガンでないので、そのまま帰宅させる。なのに、日本では開腹手術……。欧米のドクターたちが知ったら「クレイジー！」と仰天するでしょう。

「日本ではガンとして切除するポリープも、欧米では『高度異形成』で、ガンではないので放置します」（近藤医師）

ある医者はあきれ果てます。

「異形上皮を何でもかんでも〝ガン〟だとでっちあげ切りまくるのは、日本くらいのもの」（苦笑）

つまりは〝がんもどき〟。その多くは異形上皮つまり口内炎レベルの病変です。もともと、ガンでない。だからすぐ治る。最近、ガンが治りやすくなった……という。だけど、もともとガンでないから、あたりまえ。ガン保険もこの〝カラクリ〟を認めています。「契約書」隅っこに小さな文字で「上皮ガンには適用されません」。〝かれら〟は、それが「ガンでない」ことを、とっくに知っている。知らぬは、またもやあなただけ……。

12　前立腺ガン五〇人中四九人は〝がんもどき〟

●〝ガン〟にして一人一千万円の儲け

「日本人男性の前立腺ガンで、悪性は約二%。残りは良性です」

近藤先生は、淡々と言った。

つまり、前立腺ガンと〝診断〟された男性の五〇人中四九人は〝がんもどき〟……。

ここまで、ガン患者はでっちあげられている。なぜ、ガンでない人を、ガン患者にしたてているのか？　それは、ガン患者一人につき、病院は最低でも一〇〇〇万円は儲かるから……。

だから、ガン患者が病室に入ってくると、医者には一〇〇〇万円の札束がノコノコ歩いてきた

グラフH：子宮ガンも「上皮内ガン」は誤診で、正体は〝ガンもどき〟スウェーデンにおける子宮ガン発見数と死亡数の推移

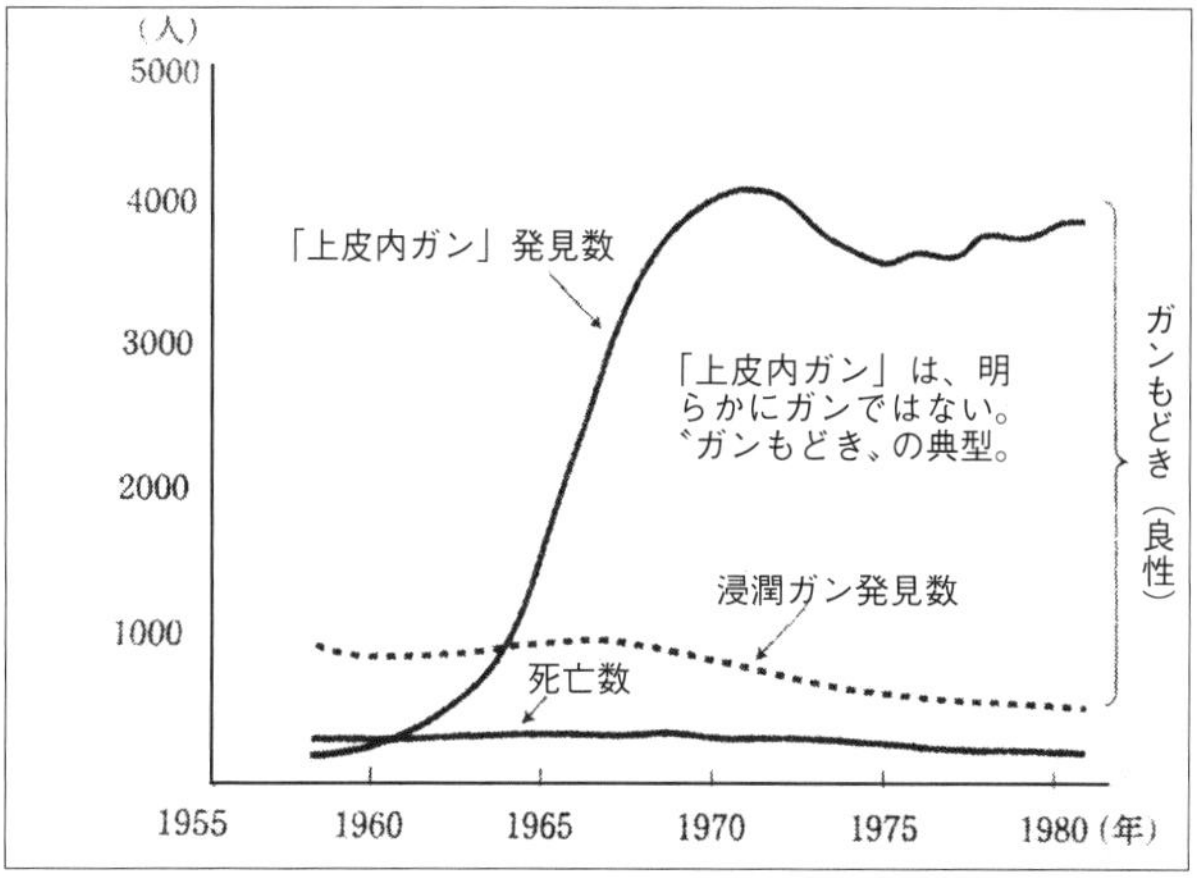

グラフI：前立腺ガンの大半は良性。日本人は約98％が良性という。アメリカとイギリスにおける前立腺ガン発見数と死亡数の推移

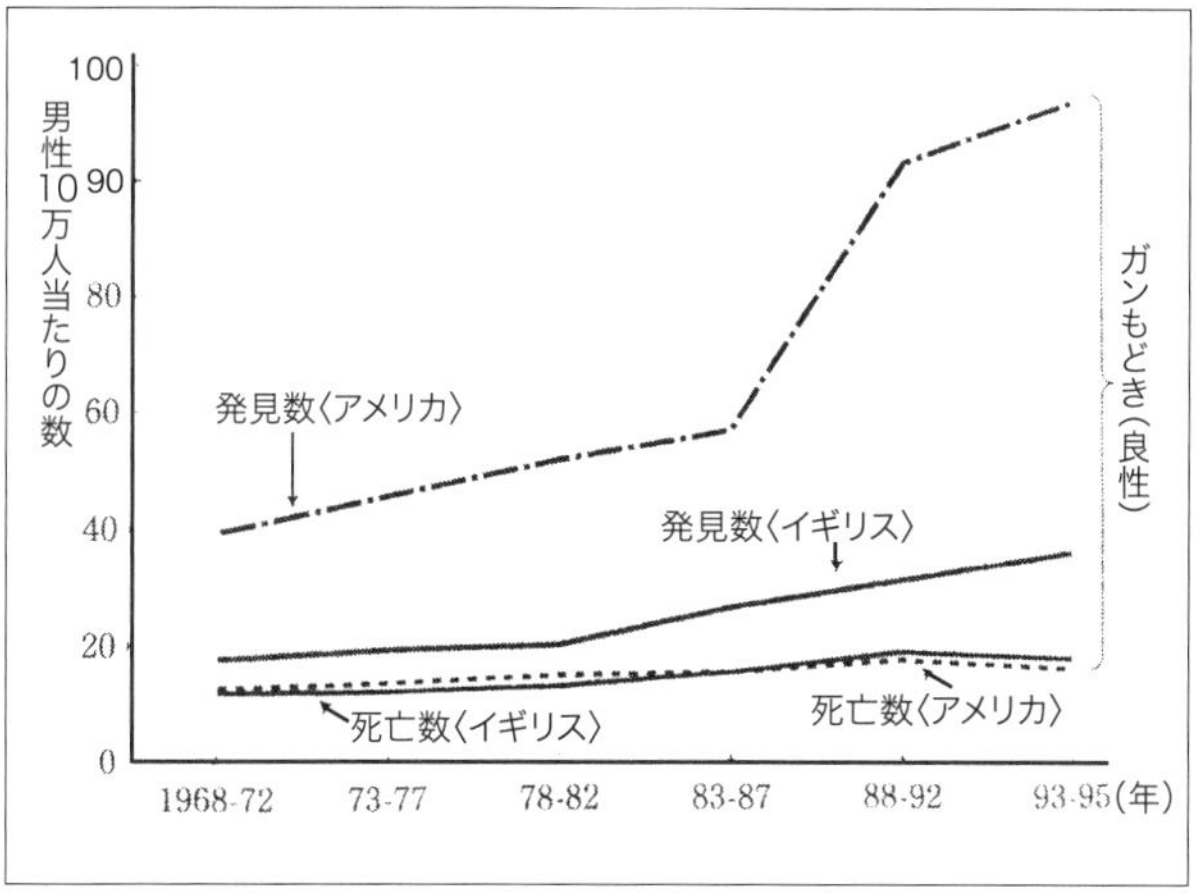

ように見えるのです。

だから、男性陣が前立腺ガンの検診を受けると、前立腺肥大、炎症など、他の病気でも、ほとんど全て前立腺ガンにでっちあげられる……。他の病変でも、〝ガン〟にしてしまう。

それは、日本だけに限らず、世界的傾向です。とりあえず、〝ガン〟というコトにしておけば、抗ガン剤、放射線、手術……と、高額医療で稼ぎ放題となるからです。グラフHは、子宮ガンの〝がんもどき〟。死亡例は横ばいなのに、患者数は急増しています。つまり、増えた分の大半は異形上皮など。もともとガンじゃないので、多くは治っているわけです。グラフIは、前立腺ガンの〝がんもどき〟の例。ほぼ一〇人のうち九人は良性であることが、わかります。

●手術でオムツ、勃起不能の哀れ

あなたが、前立腺ガンと診断された、とします。医師は深刻な顔で手術をすすめてくるでしょう。その手術に至る過程が想像を絶する……。前立腺に何本もブスブス針を刺されて、さらに手術を受けると、悲惨な予後が待ち受ける。まず、二人に一人は小便が垂れ流しに。だから、一生オムツの世話となる。さらに、前立腺手術で、男性機能は完全に失われる。もはや、それは風に揺れるのみ……。しかし、五〇人中四九人が、前立腺ガンとだまされている……。その事実を知ったら、あなたは怒り心頭だろう。だから、無知は悲劇であり、喜劇なのだ。

ガンでないのに、ガンにでっちあげ。信じられない医療犯罪は今も横行している。

女性ではマンモグラフィなどで、乳ガンと〝誤診〟され乳房を切除される。たんなる乳腺炎などをガンとだまして、乳房を全摘。それを近藤医師は〝証拠〟湮滅《いんめつ》のため、という。

医者が、〝診断〟の根拠としている数値、装置もデタラメ。たとえば、前立腺ガンの診断基準とされてきた腫瘍マーカー（ＰＳＡ数値）や乳ガン検診のマンモグラフィも、今ごろになって米政府は「誤診が多く推奨しない」とは……。

その他、ＰＥＴ検査、ＣＴなど〝最新機器〟も誤診だらけです。信用しないことです……。

13 一二人に一人乳ガンのウソ、検診は誤診だらけ

●マンモグラフィ検査、八論文中六つはねつ造

日本女性一二人に一人が、乳ガンにかかる……と言われています。

だから、政府は「ピンクリボン」運動などで乳ガン検診を積極的に呼びかけています。

これが、ガンでもない女性を、〝乳ガン〟に仕立てる恐るべきワナなのです。

その第一のワナが、マンモグラフィ検査です。これは女性の乳ガン検診で使われます。乳房を上下からはさんで、Ｘ線を当てる。そのレントゲン撮影映像から乳ガンを〝発見〟するという。日本の厚労省も、積極的にこの検診をすすめています。ところが岡田博士（前出）は断言します。

「マンモグラフィ検診〝論文〟の八本中六本はねつ造した欠陥論文でした」

つまり、でっちあげ。学術的に完璧だったのは、スウェーデン、カナダのわずか二論文。い

ずれも「マンモグラフィ検診は無効」と断定しています。(『Lancet』二〇〇〇年:三五六、一一二九)。つまり、この二〇〇〇年の時点で、国際的に「マンモグラフィは無効」と決着がついているのです。なのに、日本の厚労省が四年後、同検診導入を決定したのは二〇〇四年です。つまり、〝無効〟と判定されている検査方法を、あえて導入、推進している。

日本政府が、国際医療マフィアの言いなりであることの決定的証拠です。

●米政府マンモグラフィ〝禁止〟の衝撃

ぎゃくに、国際的な「無効」批判に抗しきれなくなった米国政府(予防医学作業部会)は二〇一〇年一一月一六日、「四〇代女性にマンモグラフィは推奨しない」と、実質禁止を表明しているのも皮肉です(『NewsWeek』二〇一〇年一月一八日)。

米ガン協会(ACS)が、マンモグラフィ推進を開始したのは一九八三年、つまりアメリカ女性は二七年間も〝だまされて〟きたわけです。そして、日本女性は、ピンクリボンなんとやらで、いまだ〝洗脳〟され続けています。

米政府がマンモグラフィ〝禁止〟を打ち出したのは、この検査が無効だけでなく、誤診を多発させる。少なくとも二、三割は乳ガンでなく、乳腺症だった……とは! ガンでない女性を〝ガン〟にでっちあげ、治療に引きずり込んでいた。その事実も米政府は認めたのです。さらに、恐るべきは、強い発ガンX線を乳房に照射することで、乳ガンを発症させるリスクです。……乳ガン検診で、乳ガンになる……。他のガン治療とまったく同じです。

つまり、マンモはガンマフィアが、女性を乳ガンにでっちあげ、抗ガン剤、手術、放射線などのおいしい利権のエモノにするための〝仕掛けワナ〟だった。推進してきた米政府が、慌ててそれを否定したのは訳があります。犠牲者の女性たちから国家賠償請求の裁判を起こされることを恐れたからです。日本政府は、いまだ〝ワナ〟で狩りを進めています。

14 PET検査はペテン、CT検査で一割発ガン

●PETは欧米でガン検診に禁止

「わずか一ミリのガンも発見……」

鳴り物入りで登場したのがPET検査です。マスコミが大騒ぎしたおかげで希望者が殺到。一回一〇万円と高額にもかかわらず患者が押し寄せています。この検査は、ガン細胞はブドウ糖を栄養源にする……という事実を利用したものです。ブドウ糖に放射性物質をくっつけておく。すると、ブドウ糖が集まって光る箇所に〝ガンがある〟……という理屈です。

ナルホド……と感心するアイデア。

しかし、盲点は「ブドウ糖が集まる場所」はガンにかぎらない、ということです。たとえば炎症があると、そこにはブドウ糖が集まります。するとPET映像は真っ白に光る。すると医師は、もう〝誤診〟する。こうして、PET検査で「扁桃腺炎」や「虫歯」をガンと誤診した……という。まるで、笑い話です。さらに、脳はやはりブドウ糖のみを栄養とします。PET

映像で脳は真っ白に写る。それを脳しゅようと誤認する。また、ブドウ糖は肝臓に多量にある。すると肝臓ガンと誤診。排泄する腎臓、膀胱にもたまる。すると、膀胱ガン、腎臓ガンとまちがえる。このように、〝夢のガン検診〟も誤診が続発……。さらに、患者は放射線で大量被ばくする。そして「八五％のガンを見逃していた」（国立がん研究センター）。

関係者は「一〇ミリ未満のガン発見など、もともと無理」とあっさり証言。「一ミリのガンも発見」など、真っ赤なウソだったのです。

だから、欧米ではもともとPETはガン検診には〝禁止〟。ガン検診に使われるのは日本、台湾、韓国などの〝後進国〟のみ――とは、あきれます。PETでガンと〝誤診〟された人々の末路はいうまでもない。超猛毒の抗ガン剤で毒殺、無用な手術で斬殺、無残な放射線で焼殺されたのです。

●ガン患者の一割強はCTで発ガン

「とりあえず、CT撮っておきましょう」

医者に、さりげなく言われた人は多いはず。これを、〝とりあえずCT〟という。CT装置は、最低でも一億円はする。そのローンを返済するには六〇〇〇人以上にCT検査をして稼がないと、返済できない。MRIやPET検査も同じ。そこで、病院では〝キャッチ検査〟が横行する。これが、まず検査漬け医療の温床となっていく……。

「日本人のガンの一〇人に一人は、CT検査のX線被ばくで発ガンしている」

近藤誠医師の衝撃告発です。CT検査で被ばくするX線量は、最低でもレントゲン撮影の約三〇〇倍……。近年は〝精度〟つまり画素数が向上しているため、被ばくも数千倍、数万倍と仰天数値となる。福島原発事故も足下におよばない。患者の被ばくX線量に上限はない。青天井です。しかしCTで発ガンX線を浴びていることすら患者は知らない。

15 ガン検診のエモノになってはいけない

●「PET・CT」検査でダブル被ばく

欧米では〝無効〟〝危険〟が常識のPET検査は、日本ではしぶとく生き残っています。それが「PET・CT」検査です。なんと、日本人一〇人中一人を発ガンさせているCT検査と〝合体〟している……！　最強の発ガン検査がタッグを組んであなたに襲いかかる。すると、CTプラスPET検査で発ガン放射線の被ばくもダブル・アタックとなるのです。ガン専門医は、これを〝攻撃的〟検診と呼んでいます。まさに、読んで字のごとし。

●「肺ガン死半減！」厚労省ニセ報告

「肺ガン検診を受けると肺ガンになる」（チェコ・リポート）

この決定的データに焦った厚労省は、なんとニセ論文をでっちあげた。その内容は「毎年、肺ガン検診を受けると、肺ガン死亡率は半減する」というもの。岡田博士は、これを「完全ねつ造報告」「日本人だけが信じるウソ」と断罪します。近藤医師も「しょせん屁理屈。学問的に恥の上塗り」とバッサリ。しかし、同省はねつ造報告をマスコミ発表し、メディアも飛び付いた。決定的チェコ・リポートは完全黙殺した新聞、テレビが、ねつ造報告をここぞとばかりに大々的に報道したのです。政府、マスコミいずれも、国際医療マフィアの走狗《そうく》であることがハッキリします。

●検診はエモノを捕らえるビジネス

「肺・胃・大腸・乳・子宮・前立腺ガン……これら国が推奨するガン検診は『無効』です」岡田博士は断言します。「有効性を示す根拠がない！」。近藤医師も「これらガン検診は、健康人を虜《とりこ》にするビジネス」と断罪します。チェコ・リポート（前出）で肺ガン検診は、X線被ばく等で一・三六倍も肺ガン死しています。ところが、胃ガン検診ではさらに「肺ガンの六～三〇〇倍」もX線を浴びせられる。まず、バリウム検査は四方からX線を連続撮影する。それだけで被ばくは肺ガン検診の六倍以上。人間ドックや病院でのテレビ・モニター検査では被ばくは胸部レントゲン撮影の一〇〇～三〇〇倍にはねあがる。

『バリウム検査は危ない』（岩澤倫彦著、小学館）によれば「一〇〇〇万人分リスクと六〇〇億円利権」が絡み「自然放射線一〇年分被ばく」「大腸に穴、死亡続出」それでも「国民の一割が毎年受ける」悲喜劇を告発しています。

さらに加えて、大腸ガンのバリウム検診は最悪です。なんと、肺ガン検診の九〇〇倍も発ガンX線を浴びる。「腹部に放射線など論外。ガンを散らばす。免疫を落とす。リンパ球は一〇％に落ちる」。鶴見医師は呆れかえる。

さらに、内視鏡検査も「腸壁に穴」「心筋梗塞」「脳出血」など重大事故が多発しています（岡田博士）。

これら検査に安易に近づかないことです。

16 「ガン検診は無意味！」米国論文の衝撃

●ついにマスコミも報道の火蓋

「『ガン検診は意味がない』の衝撃――米国で論文発表」

『週刊文春』（二〇一六年三月三日）の見出しです。

「ようやくマスコミも、ここまで来たか……」

ため息をもらしたものです。私にとって、約一〇年も前から、それは「あたりまえ」の話でした。ガン検診は、無意味どころか、検診を受けた人ほどガンにかかり、ガンで死に、さらに総死亡率すら高くなる。

その事実は、拙著『ガン検診は受けてはいけない』（徳間書店）や『五大検診は病人狩りビジネス』（ヒカルランド）などで克明に告発した。

「あらゆる検診は、受けてはいけない」

私の取材に断言したのは当時、新潟大学（予防医学）の岡田正彦教授。その発言は明快でした。

「検診を受けても、寿命は延びない。それどころか早死にする、という報告すらあります」。博士には著書、『検診で寿命は延びない』（前出）や『がん検診の大罪』（新潮社）もある。しかしマスコミは、それらも黙殺した。ガン検診を受けるほど、ガンになる。そんな衝撃事実に国民が気づいたら、国が推進しているガン検診キャンペーンの正体がばれてしまう。その本当の目的は〝ガン患者〟の「大量生産」「病人狩り」だったからです。

●ガン検診は命を救えない

しかし、右翼マスコミと目される『週刊文春』ですら、ついにガン検診批判のノロシをあげた。それだけ、世界的な巨大ガン利権の闇を隠しきれなくなった証しと言えます。

「大腸ガン、乳ガンでも、検診を受けても総死亡率は下がらない」（同誌）

ガン検診を受けるのは、誰でも長生きしたいからです。

「ところが、検診を受けても、受けない人より、長生きできるわけではない、という〝衝撃論文〟が発表された」（同）

発表は二〇一六年一月六日。タイトルは「なぜ、ガン検診は『命を救う』ことを証明できなかったのか――そして、我々は何をなすべきか？」。

筆頭著者は、血液腫瘍医師であり、公衆衛生・予防の専門家ヴィナイ・プラサッド准教授

（米オレゴン健康科学大学）。医学誌『BMJ』（英国医師会雑誌）に掲載された。

「ガン検診は命を救えない」「検診を受けない。これが合理的で賢明な選択だろう」

これが同論文の結論です。

その根拠は、患者は「過剰診断」や、手術・抗ガン剤・放射線など「過剰治療」で、結果として命を縮めている。はやくいえば、〝殺されている〟。つまり、ガン検診の実態そのものが患者をつかまえる病人狩りワナであることを、告発しているのです。

17 ついにバレた！ ガン検診〝仕掛けワナ〟

●検診を受けても早く死ぬ理由

論文の論点は、以下のとおり。

「これまで欧米では、各ガン検診の効果を検証する臨床試験がいくつも実施されてきた。それらデータをガン種類別に統合解析した研究を精査したところ一〇中三つの研究で、検診対象となったガン死亡が減っていることが確認された。しかし、あらゆる要因によるすべての死亡（総死亡率）が減った――ことを示した研究は皆無だった」（同論文）

つまり、ガン検診を受けても寿命は延びない。長生きできない。

プラサッド准教授はこう述べる。

「米国でも、多くの医師と患者が、まちがった考えを持っています。〝ガン検診が命を救う〟

ことは、証明されてきた、と考えられています。しかし残念ながら、そのような臨床試験データはありません。患者は『ガン検診が命を救う……という確たる証拠はない』という真実を知らされるべきなのです」

まさに、岡田正彦博士（前出）の結論と同じ。

●前立腺ガン検診で死ぬ！

プラサッド博士は「検診には、早期発見による不利益（害）がある」と言う。

その典型が、「偽陽性」にともなう不利益。これは、「ガンでないものを『異常あり』と診断してしまう」ことを指す。

たとえば、ＰＳＡという前立腺ガン腫瘍マーカー値。「血液検査で行われる前立腺ガン検診では、通常、『要精密検査』と診断された場合、ガンかどうかを確かめるために、股間や直腸内から何本も針をさして、組織をとり、前立腺の細胞を調べる『生検』が行われる。論文によると、この検査方法によって深刻なダメージを受けて入院したり、死亡したりするケースがあるという」（同誌）

前立腺ガン検診で、死亡例すらある……空恐ろしい。まさにガン検診で〝殺される〟。

そもそもＰＳＡマーカーを米政府は「誤診が多く推奨せず」と実質〝禁止〟しています。

●さらに〝治療〟で命を縮める

「大きな不利益となるのが『過剰診断』にともなう害だ。治療する必要のないものを病気と診断してしてしまう」「『ガン』を放置したら、すべて命取りになると思っている人が大半だろう。だが、ガンのすべてが大きくなったり、転移したり、命を奪うわけではない。ゆっくり大きくなるものや、そのままおとなしくしているもの、いつの間にか消えてしまうものもある」「治療で身体を痛めつけ、かえって命を縮めるケースもある」（同誌、要約）

ついに、マスコミも、ここまで真実を書いた。感無量です。「論文は一〇〇％その通り。ガン検診で総死亡率が下がる科学的根拠は一つもない」（岡田正彦博士）。

第４章　ガン治療、受けなきゃ四倍、長生きする

1　抗ガン剤のルーツは毒ガス兵器

●だれも守らぬ国際禁止条約

抗ガン剤のルーツは、大量殺戮兵器だった。

あなたは、信じられますか？

抗ガン剤の正体は、もとをたどるとイペリットという毒ガス兵器にたどりつくのです。それは、別名〝びらんガス〟と呼ばれる超猛毒です。いったん吸い込むと気管粘膜を急激に爛《ただ》れさせ、膨《ふく》らませ、窒息死させます。この毒ガスは、マスタード（からし）の臭いがすることから、俗にマスタードガスと呼ばれてきました。それは第一次大戦中にドイツによって〝発明〟され、数千の英兵の命を奪ったと伝えられます。この毒ガスは化学兵器の代表格で、そのあまりの残虐性に一九二三年、ジュネーブ条約の化学兵器禁止条約で〝サリン〟〝VXガス〟とならんで、最も危険な「第一剤化学兵器」に指定され、――使用禁止――となっています。しかし、条約締結した各国は、表向きは「禁止規定」に同調した素振りをみせながら、裏では、このマスタードガスの大量生産と大量使用を極秘裏に続けていたのです。

国際条約なるものが、いかに形骸化、空洞化したものであるか。この一事をもってしても、よくわかります。

●発ガン死亡率四〇〜五〇倍の戦慄

この毒ガス兵器の極秘裏の生産は、日本軍部も例外ではありませんでした。

陸軍は、広島県の大久野島に工場を建設して、毒ガス兵器の製造を着々と進めていました。工員は強制徴用された民間人でした。その数はのべ六五〇〇人にたっしたと伝えられます。人々は、この島を〝毒ガス島〟と呼んで恐れました。なぜなら徴用された工員たちにガンが異様に多発したからです。そのガン死亡率はケタはずれで、通常の四一倍にもたっしていたのです。肺ガンに限れば五〇倍……。明らかに工場で極秘生産していた毒ガスを吸い込んだことにより発症したのです。しかし、最高軍事機密だったため、これら被害は軍部により隠蔽されてきました。これら衝撃事実が明らかになったのは、敗戦後、一九五二年、広島大学医学部の克明な調査によります。

●ロックフェラーとノーベル医学賞！

この毒ガス兵器が抗ガン剤に化けた……。実行に移したのがロックフェラー研究所です。

約四〇〜五〇倍も発ガン死させる超猛毒を、よりによってガン患者に投与する。まさに狂気の沙汰。悪魔の所業です。この研究で抗ガン剤第一号を開発した医師は、なんとノーベル医学・生理学賞を受賞しています。ヤラセもここまで来るとただ絶句……。この抗ガン剤はアルキル化剤に分類され現在も多用されています。商品名「シクロホスファミド」などと命名。抗ガン剤市場の約八割を占めるという。ただ身の毛がよだちます。

2　発ガン、胎児毒、奇形、流産、精子の異常……

●ガンを悪性化させるために打つ

抗ガン剤のルーツは大量虐殺兵器〝毒ガス〟です。戦時には兵隊を殺戮し、平時には患者を殺戮するのです。ガン患者の八、九割にまず毒ガス抗ガン剤が投与されます。四〇〜五〇倍もガン死する薬剤をなぜ、初期患者に打つのか？　超猛毒発ガン性で、ガンを悪性化させるためです。ガンが悪化すれば、さらに抗ガン剤、放射線、手術で〝荒稼ぎ〟できます。それを医者に「打ってくれ」と泣いて頼む患者がいる。家族がいる。無知もここまでくると完全な狂気です。

『抗がん薬調製マニュアル』（じほう）という看護師向けの指導書には、明記しています（拙著『抗ガン剤の悪夢』（花伝社）で詳しく紹介しています）。

「抗ガン剤は細胞毒である」。命を奪う超猛毒とハッキリ認めて毒性を詳しく解説しています。

⑴**変異原性**：ＤＮＡ（遺伝子）・染色体を傷つけ、異常を起こす。

「体細胞に変異が及ぶと、ガンが発生したり、さらに生殖細胞に影響が起こると次世代にも変異原性の影響を与えることになる」（同）

⑵**発ガン性**：ガン患者に投与したら、膀胱ガン九倍に激増。

患者に〝毒ガス兵器〟（シクロホスファミド）を投与すると膀胱ガンが九倍に激増した。

(3)**催奇形性**：胎児は細胞分裂が盛んで攻撃される。「妊娠中の母胎が暴露されれば、抗ガン剤のもつ細胞毒性をもっとも受けやすい」(同)。

「催奇形性」とは、文字通り奇形を起こす。「妊娠三か月以内に抗ガン剤投与を受けた女性が先天異常児の出産例あり。

(4)**流産発生**：抗ガン剤を扱う看護師らにも流産発生。「妊娠中の抗ガン剤の取り扱いが流産の増加に関連している」(同)。

(5)**精子毒性**：①無精子症、②精子運動低下、③精子染色体異常を起こす。「抗ガン剤療法を受けている男性患者に様々な精子への影響が起こる」(同)。

(6)**皮ふ毒性**：「直接接触により粘膜の刺激作用、潰瘍、組織の壊死を起こす」「皮ふに付着したら、ただちにせっけんで洗う。目に入ったら流水で十分に洗眼する」(同)。

●地下鉄サリンなみ重装備を指示

同マニュアルは、九七品目抗ガン剤を解説しています。なんと「催奇形性」「胎児毒性」は九六品目（九九％）で警告。同マニュアルは、看護師が抗ガン剤を瓶から注射器に移す作業時には写真Jのように重装備するよう指導しています。手袋、マスクは二重で、まさに地下鉄サリン事件なみ、むろんこれは看護師を守るため。断じて患者を守るためではない。看護師は、これほど恐ろしい超猛毒を生身のガン患者に注射で連日、打ち込む。患者は苦悶し、衰弱し、死んでいく……。もはや治療というより悪夢です。

5… ガウンの外側に触れないようにしてガウンを開く（ガウンは床や周囲に触れないように注意する）

6… 両手をガウンの内側だけに触れるようにして袖に手を通す

7… 出した方の手で襟元をつかみ，反対の手も袖口から出す

8… 髪の毛に触れないようにして襟の紐を結ぶ

9… 紐を後ろにまわして結ぶ

10…オーバーマスクを付ける

11…外側の手袋を装着する

　①手順4に準じる

　②外側の手袋でガウンの袖口を覆う（皮膚ー内側の手袋ーガウンー外側の手袋の順）

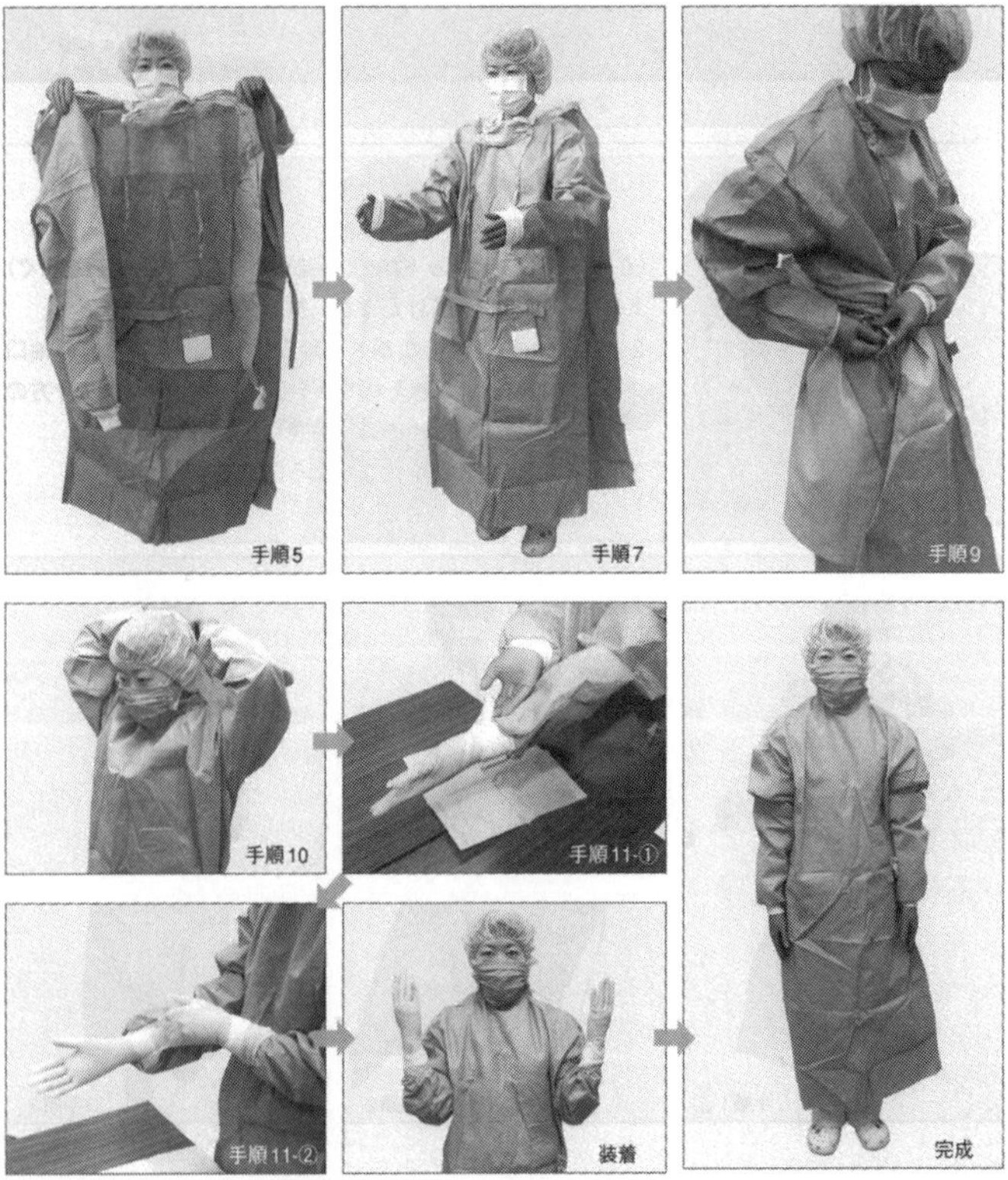

写真J：ガウンテクニック

目　的

ガウンテクニックは，感染管理の面から，患者と医療従事者間，患者間の交差感染を予防するためと感染の拡散を防止するためにガウン着脱の手順の標準化を図ったものである。注射剤の混合調製においても，調製者への曝露防止と汚染の拡散防止のために，ガウンテクニックを習得する。特に，作業終了時にガウンを脱ぐ時に，調製室外に汚染を持ち出さないことが重要である。

手　順

〈キャップ，マスク，ガウン，手袋の装着〉

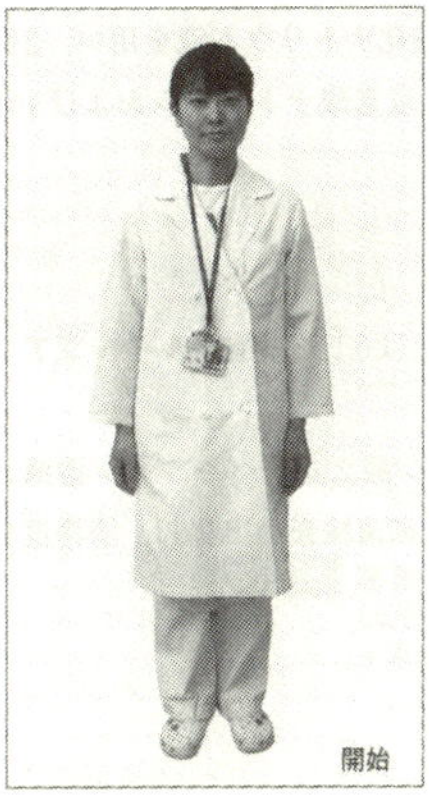
開始

1…手洗いを行う
2…マスクをする（表裏を確認し，正しく装着する）
3…頭髪を全部入れるようにしてキャップをかぶる
4…内側の手袋を装着する
①滅菌パックを開き，包装紙を取り出す
②包装紙の内側に触れないようにして全体を開く
③片方の手袋は折り返しの輪の部分をつかんで取り出し，台から離して手にはめる。折り返しの内側，つまり手袋の外側部分に触れない
④もう一方の手袋は手袋をはめた指を折り返しの間に入れて持ってはめる。装着時は手袋をした手の親指を立て，手袋の内側に触れないようにする。最初にはめた手袋の折り返しの間に指を入れて折り返しの部分をのばす

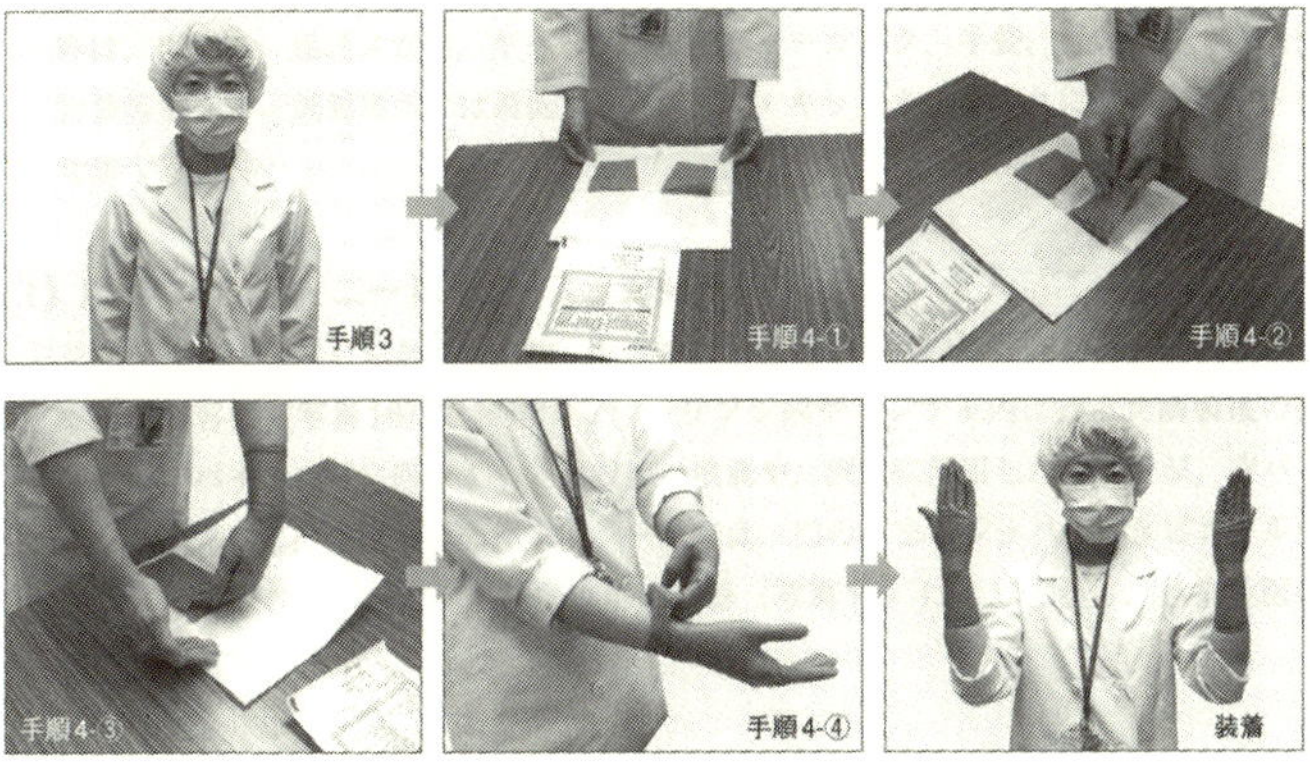
手順3　手順4-①　手順4-②
手順4-③　手順4-④　装着

3　「抗ガン剤はガンを治せない」（厚労省技官）

●「ガンを治せない」は周知の事実

――抗ガン剤は、ガンを治せるのですか？

K：抗ガン剤が、ガンを治せないのは周知の事実です。

この言葉は耳にはっきり残っています。『抗ガン剤で殺される』（花伝社）を執筆する前に、厚労省に電話取材したときのこと。電話口に出たのがK技官でした。まだ若い声で三〇代半ばほどの方だったと思います。単刀直入の質問に「抗ガン剤はガンを治せない」と明快に答えたのにビックリしました。

――抗ガン剤は、たしか毒性があると聞いたのですが……。

K：大変な猛毒物です。

――エエッ……!?　では猛毒をガン患者に打っている！

K：そうです。

――では、その毒物で亡くなるガン患者がいるのではないですか？

K：そういうかたが、大変大勢いらっしゃる……。（悲しそうに）

――それって、一般にいう〝毒殺〟じゃあ、ないですか。

K：イヤ、そういう言い方は、不穏当では……。（言葉、不明瞭）

――抗ガン剤は、発ガン性があるとか……？

K：大変な発ガン物質です。

――エッ！　ガン患者に強い発ガン物質を打ってる。それで、別のガンになってしまうのでは？

K：そういうかたが、大変大勢いらっしゃるんですね。

●これが治療か！　人殺しじゃないか

ここまで、やりとりして呆然となりました。

彼はみずから技官と名乗りました。技官は医師免許をもっています。さらに「抗ガン剤の責任者ですか？」と尋ねると「担当しております」。つまり、厚労省の抗ガン剤責任者が「抗ガン剤はガンを治せない」と明言し、それは「常識」と断言したのです。さらに「猛毒かつ発ガン物質」と認めています。

つまり、政府（厚労省）は、ガンを治せない超猛毒の猛発ガン物質を、ガン患者に投与し、大量の犠牲者を出している――という事実を、ハッキリ認めたのです。

「弱ったガン患者に超猛毒の発ガン物質を打って、死なせて、これが治療ですか！」

私は思わず激昂して怒鳴りつけていました。「毒殺、人殺しじゃないか！」

「ハァ……」。K技官は、それ以降は、ただ沈黙するのみでした。

これが政府の正体、ホンネなのです。これでも抗ガン剤打つ気になりますか？

●厚労省の保険局医療課長（当時）、麦谷眞里氏の驚くべきホンネの発言

「……私的意見としては、抗ガン剤は、保険で払う必要性がないと考えている。なぜかというと（抗ガン剤は）三つくらいを除いては、いくら使っても効果がない……からだ」

これは二〇〇五年一〇月二〇日開催『医療経済フォーラムジャパン』の第四回公開シンポジウム席上での発言。満席の聴衆を前にクニの医療責任者が「抗ガン剤は効かない」と言い放った。

これが癌産業の中枢であるクニのホンネだ。もはや「抗ガン剤は効かない」という真実を隠し通せない（拙著『笑いの免疫学』花伝社）。

4　抗ガン剤を効かなくする「反抗ガン剤遺伝子」ＡＤＧ

●医者も患者も〝洗脳〟されている

以上のいきさつを、私は著作や講演で、できるだけ多くのかたに知らせてきました。

しかし、今日も病院では何も知らないガン患者が、抗ガン剤注射を待っています。

無知ほど恐ろしい、悲しいことはありません。

それでも、抗ガン剤に一縷《いちる》ののぞみを託しているガン患者も大勢います。まさに、溺れるものはワラをもつかむ、といった心情でしょう。それは、処方する医師も同じかもしれません。

しかし、わたしに言わせれば、患者も医者も〝洗脳〟されている。いったい、誰に……？

世界の医療利権を掌握する〝闇の支配者〟。わかりやすくいえば国際医療マフィア。

●「抗ガン剤は無力」デヴュタ証言

しかし、〝洗脳〟された医療専門家も「おかしい」と気づく人が現れてきました。

一九七五年、米国立ガン研究所（ＮＣＩ）のデヴュタ所長は、その典型でしょう。

彼はアメリカ議会で衝撃証言を行ったのです。

「我々は、深く絶望している。抗ガン剤の化学療法は無力だった」

米国ガン研究のトップが「抗ガン剤は無効だった」と公的に認めたのです。

「なるほど、ガン腫瘍は、抗ガン剤で一部縮小することはある。しかし、ガン細胞は、抗ガン剤の毒性に対して、みずからの遺伝子をたちまち変化させ、耐性を獲得して、抗ガン剤毒性を無力化してしまう。それは、農薬に対して害虫が耐性を獲得するのと同じだ」

彼は、その遺伝子をＡＤＧ（アンチ・ドラッグ・ジーン：反抗ガン剤遺伝子）と命名しています。この遺伝子の存在こそが、抗ガン剤無効を決定づけるのです。

5　縮んだガンも五〜八か月でリバウンド

●〝四週〟で一割縮小で〝有効〟!?

そもそも抗ガン剤は、どのように認可されてきたのでしょう。

K技官は、こう答えました。

「抗ガン剤投与して一割ガンに縮小が見られたら〝有効〟と判断して認可してきたのです」

それでも残り九〇％のガンはピクリとも動かない。たった一〇％が縮めば〝認可〟とは、じつに荒っぽい。

――その判定期間は、どれくらいですか？

K：四週間です。

――なにを言っている。たった四週間か！　人間の寿命がたった四週間かッ？

取材テープで私は怒鳴りつけています。わずか〝四週間〟の判定期間はじつに短く不自然。じつは、抗ガン剤投与でいったん縮小したガンも約三か月ほどで再増殖（リバウンド）を始め、急激に悪性化することが確認されています。私は、さらに怒鳴る。

――なんで、半年、一年と経過を見ないんだッ？

K：いや、それは……アノ（口ごもる）。

●一時回復後、急に悪化する理由

つまり、四週間以上、抗ガン剤の〝縮小効果〟を経過観察すると、遺伝子ADGが作動して、ガン腫瘍が急増殖を始めるからです。そのリバウンドがバレるとまずい。そこで、抗ガン剤効能の判定期間を〝四週間〟と、きわめて不自然な短期間としている。その後、抗ガン剤批判の声が高まり、〝効能〟判定には……ガンの二〇％以上が五割縮小……と基準は一見厳しくなっています。しかし、観察期間〝四週間〟は変わらない。

ところが、後の研究で「抗ガン剤でいったん縮小したガンも五～八か月で、すべて元のサイズにリバウンドし、さらに再増殖が急速に進む」ことが立証されています（「東海岸リポート」）。まさに、耐性遺伝子ＡＤＧによるガン腫瘍の急増殖、悪性化の恐怖です。

よく、ガンで入院した人が、一時的に驚くほど回復をみせることがあります。

「ご心配をおかけしました」と元気な姿を見せていたのに……また、入院……。それから、ほどなく訃報が届く。

●触れてはいけない抗ガン剤タブー

この一時的な回復と、その後の急変こそＡＤＧの恐ろしい作用なのです。

私は『抗ガン剤で殺される』（花伝社、前出）で、このリバウンドの恐怖について解説しています。しかし、その後、様々なガン治療に関する文献に眼を通しても、反抗ガン剤遺伝子ＡＤＧの記述は皆無です。抗ガン剤の無効性を決定づける証拠なので、触れることはタブーなのでしょう。

6　その正体はＮＫ細胞を殲滅《せんめつ》する〝増ガン剤〟

●抗ガン剤は正常細胞も攻撃する

抗ガン剤の恐ろしさは、遺伝子ＡＤＧによる再増殖だけではない。

抗ガン剤は、これまで述べたように超猛毒です。そして、その「医薬品添付文書」がハッキリ「警告」するように凄《すさ》まじい細胞毒です。

患者に投与する医者は、この〝毒〟でガンを叩くために投与するのです。しかし……。

「……生体内で、抗ガン剤が、抗ガン作用をするとき、正常細胞も障害される」（『抗がん薬調製マニュアル』前出）

つまり、超猛毒の抗ガン剤は、ガン細胞も正常細胞も、区別なく攻撃する。これが、抗ガン剤の致命的欠陥です。つまり、抗ガン剤という名の超猛毒は、全身の細胞、組織をその毒性で攻撃する。

その攻撃の犠牲になるものに免疫細胞があります。たとえば、ＮＫ細胞……。

体内を常時パトロールして、ガン細胞を発見すると、即、攻撃し、毒性たんぱくを注入して、ガン細胞を瞬殺する頼もしい〝兵士〟たちです。

●もっとヤレ！　ガン細胞は大喜び

ところが、ガン患者に抗ガン剤を投与すると、その超猛毒は、このガンと戦う〝兵士〟たちに襲いかかるのです。なんという皮肉か……。抗ガン剤投与は、ガンと戦う免疫細胞（ＮＫ細胞など）を攻撃し、殲滅《せんめつ》していく。こうなると、喜ぶのはガン細胞です。

みずからを攻撃してくるＮＫ細胞が、抗ガン剤の毒性でつぎつぎに死滅していく。

まさに、万々歳……もっとヤレ、もっとヤレ……でしょう。

つまり、ガンを攻撃するつもりで投与した抗ガン剤は、じつはガンと戦う味方の免疫細胞を誤爆、殲滅してしまう。これほどの皮肉はありません。まさに、ブラック・ジョーク。

●抗ガン剤の正体は〝増ガン剤〟

自分を攻撃してくる〝兵士〟のＮＫ細胞が、抗ガン剤の超猛毒で皆滅する……。

ガン腫瘍にとってもはや敵無し。のびのびと増殖できる。このように、ガン患者に抗ガン剤を投与することは、ガンと闘う免疫細胞を弱らせ、殺すことにつながるのです。その結果、ガンは急激に増殖、悪性化します。だから、抗ガン剤の正体は、〝増ガン剤〟そのものです。

7　ガン治療の根本まちがい――「一〇大証拠」

●メディアも黙殺、専門家も知らない

ガンの専門医ですら、ガン治療の致命的なまちがいに気づいていません。

そして、日夜、誠心誠意、ガン患者の〝大量殺戮〟にいそしんでいるのです。

まさに、背筋の凍る悪魔的光景です。ここに、ガン学者ですら知らないガン治療の過ちを証明する「一〇大証拠」を掲げます。以下は、マスメディアが一切、報道しない真実です。

(1)**「マクガバン報告」**（一九七七年）：正式名称は「米上院栄養問題特別委員会」報告。五〇〇〇余ページの報告書は、先進諸国の食事は「高カロリー」「高たんぱく」「高脂肪」「高精白」「高砂糖」の〝五高〟食で、これが万病の原因と指摘。これらを〝五低〟食に改めると▼ガン：発生も死亡も二〇％減らせると断言。ちなみに▼心臓病：発生・死亡も二五％減。▼糖尿病：約五〇％減（または症状改善）。米国移住した日系三世は大腸ガン五倍増など衝撃事実も報告され、「理想食は日本の伝統食」と結論づけています。

(2)**「デヴュタ証言」**（一九八五年）：前述のように「抗ガン剤治療は無力」と米国立ガン研究所の所長が議会で衝撃証言を行っています。アメリカ最高のガン研究機関のトップの証言は、

決定的です。

(3)「ＡＤＧ」（アンチ・ドラッグ・ジーン）（同）：デヴュタ所長が命名。（前出）抗ガン剤無効を医学的に証明するのが反抗ガン剤遺伝子ＡＤＧです。恐ろしいのは、抗ガン剤の毒性が、ガン細胞遺伝子ＡＤＧを変化させ、超悪性〝スーパー・キャンサー〟をつくりだしてしまうことです。ガンは様々な抗ガン剤を投与するほどに、耐性獲得と同時に繁殖力を強め、凶悪化していくのです。

(4)「東海岸リポート」（一九八五年）米国東部の二〇近い大学、医療機関の共同研究：肺ガン患者（Ⅳ期）七四三人を抗ガン剤数で四グループに分類。①三種類、②二種類、③一種類（A）、④一種類（B）。その結果▼腫瘍縮小率、①二〇％、②一三％、③九％、④六％……。▼副作用死：複数投与群①②は、単数投与③④に比べて七～一〇倍！▼生存期間：腫瘍縮小率の最も小さい④がもっとも長く生きた。結論、抗ガン剤多剤投与するほど早死にする。▼リバウンド：縮小効果の高かった①が最速（五か月）で元サイズに再増殖。縮小効果の最小④も八か月で再発、元どおり再増殖した。▼放射線治療：もっとも予後良好は一切放射線を受けなかった患者だった。

(5)「ＮＣＩ報告」（一九八八年）：『ガンの病因学』という数千ページの論文で「抗ガン剤は

強力な発ガン物質で、投与されたガン患者の別臓器に新たなガン（二次ガン）を発生させる」と結論づけている。

(6)「OTA報告」（一九九〇年）：米政府技術評価局（OTA）は「抗ガン剤など三大療法は効果が極めて小さく、副作用リスクは極めて大きい」「末期ガンは代替療法の方がはるかに治っている」と断定。議会が代替療法を積極支援するよう勧告。同報告は、米政府のガン治療方針を一八〇度、方向転換させた。

(7)「チェコ・リポート」（一九九〇年）：肺ガン検診を受けた人ほど肺ガンにかかり、肺ガン死し、早死にしている（前出）。

(8)「チャイナ・スタディ」（二〇〇五年）：「動物たんぱくは史上最悪の発ガン物質」と断定。例えば牛乳たんぱく（カゼイン）を二倍にするとガンは一一倍に激増する。動物たんぱくの発ガン性は植物たんぱくの八倍。報告をまとめた『チャイナ・スタディ』は一五〇万部ベストセラーに、米国の菜食主義を推進する起爆剤となった。

(9)「ウイスコンシン大報告」（二〇〇九年）：同大が二〇年かけて行ったアカゲザル実験は、カロリー制限がガンなどを防ぎ、長寿を保つことを証明した。

Aグループ（飽食組：カロリー制限なし）は半数が死亡。Bグループ（少食組：カロリー七〇％）は八〇％が生存。生存率は腹七分組が一・六倍。さらにAグループは全体の三七％が「ガン・糖尿病・心臓病」など老化による疾患で死亡していた。これに対してBグループは加齢による病気で死んだのはA群の約三分の一という少なさだった。さらに、少食組は、ガン・心臓病の発症率も飽食組の半分以下だった。同大報告の結論は、カロリー制限こそがガンなど老化病を防ぎ、若さを保ち、寿命を延ばす……という真実だった。

⑽**「長寿遺伝子説」**：レオナルド・ガレンテ教授（マサチューセッツ工科大学）は「カロリー制限するほど長生きする」謎を長寿遺伝子（サーチュイン）発見によって解明した。一九三五年、米コーネル大マッケイ教授はマウスのカロリーを六〇％に制限すると、寿命が二倍に延びることを発見。長寿遺伝子は空腹刺激などで発動し、体細胞の遺伝子周囲に活性酸素・紫外線等を防ぐバリア形成で、老化を防ぐことが解明されている。

8　抗ガン剤で治るガンなんてありゃせんのです

●立花隆さんもビックリ臨床医のホンネ

評論家、立花隆さんはみずからもガンにかかり、その体験取材を通じて、ガン治療の実態に切り込んでいます。

以下は著書『がん――生と死の謎に挑む』（文藝春秋）からの引用です。

場面はNHK控え室。番組に出演する先生がたとの雑談から始まります。

「……ぼく以外の演者はすべて、大学や大病院、がんセンターなどのそうそうたるガンの有名臨床医たちでした。昼休みだったと思いますが、控え室でみなが雑談的にいろんな話をしていたときのことです。

いつのまにか、話題が抗ガン剤の話になっていきました。『抗ガン剤がどれほど効かないか』という話を一人がしだすと、みんな具体的な抗ガン剤の名前を出して、次から次に、それが『どれだけ効かないか』を、競争のように話し始めました。

『けっきょく、抗ガン剤で治るガンなんて、じっさいにはありゃせんのですよ』と、議論をまとめるように大御所の先生がいうと、みなその通りという表情でうなづきました。ぼくは、それまで『効く抗ガン剤が少しはあるだろう』と思っていたので、『えーッ、そうなんですか？　それじゃ『患者よ、がんと闘うな』で近藤誠さんがいっていたことが正しかったということになるじゃぁありませんか』。

すると、大御所があっさり、

『そうですよ。そんなことみんな知ってますよ』

といいました。ぼくは、それまで、近藤さんが臨床医たちから強いバッシングを受けていた時代の記憶が強く残っていて、近藤理論は、臨床医たちから、もっともネガティブな評価を受けているとばかり思っていたので、これにはびっくりしました。だれか異論を唱えるかと思ってしばらく待ちましたが、だれも唱えませんでした。『あ、近藤理論は基本的に正しいのだ』と、認識が大きく変わったのは、あの瞬間でした」（同書）

●政府はガンマフィア中央司令部

これらガン臨床医の大御所たちは、非公開の待合室ではホンネをいうけど、公の場ではけっして本当のことはいいません。それは、みずからの地位と名誉と収入にかかわるからです。

その意味で、真っ向から既成ガン利権に挑んだ近藤先生の勇気は、素晴らしい。

私の取材にかつて、こう教えてくれました。

「ガン産業というのがあります。いわゆるガン利権で、その中枢が国家なんですよ」。つまり、各国政府（厚労省）がガンマフィアの中央司令部。そして、それらを束ねて利益収奪しているのがロックフェラー財閥などの国際医療マフィアなのです。

9　ガン治療受けなきゃ四倍生きる

●治療は〝治す〟のでなく〝殺す〟

「ガン治療を受けた患者の平均余命はわずか三年。これに対して受けなかった患者は一二年六か月生きた」

米ワシントン大学ハーディ・ジェームズ博士の衝撃報告です。彼は断言する。

「ガン治療を受けなければ、四倍以上生きるのです」

この「ジェームズ報告」が、ガン治療の正体を暴きます。つまり、ガン治療とは、ガン患者を〝治す〟ためではなく、〝殺す〟ために存在する。

抗ガン剤、放射線、手術……三大治療こそが、まさに患者の生命を侵《おか》し、蝕《むしば》み、殺しているのです。それを同報告は、はっきり証明しています。

ガン治療を受けなければ、四倍以上も生きる。なら……病院に行かなきゃいい。子どもでもわかります。ところが、このデータを示しても「しかし……」とかいいながら、病院に行くのですね。まさに、〝洗脳〟の恐ろしさです。その知的レベルは、もはや家畜以下です。動物ですら、そんな殺戮現場には近づかない。直感で生命の危機を感じて後ずさりするのです。しかし、人間サマは夢遊病者のように病院の門をくぐります。

●アメリカ死因一位は「医者」である

『医学不要論』(三五館)などで、勇気ある医療告発を行っている内海聡医師は、「医学は〝生かす〟ためではなく〝殺す〟ために存在する」と断言しています。

世界の〝闇の支配者〟を告発し続けているベンジャミン・フルフォード氏は、さらに辛辣《しんらつ》です。著書『人殺し医療』(KKベストセラーズ)で、医療を「病気を金に変える悪魔の錬金術」「現代メディカル・システムはマフィアが支配する」と断罪。その証拠として「全米の死因の一位は、医原病」という冷厳なる事実を告発しています。

「最新データ（二〇〇四年アメリカ）によれば、医原病による死者数は、年間七八万三九三六人、第二位の心臓疾患が六九万九六九七人、第三位、ガンが五五万三二五一人……（中略）この調査結果は、決していい加減なものではなく、アメリカで三〇年以上のキャリアを持つニューヨーク州NPO法人『アメリカ栄養研究所』の創立者であるゲーリー・ヌル博士の調査によるものだ」（フルフォード氏）

「これは、アメリカに限ったことではない。日本を含めた先進諸国でも同様の結果となるはずだ」（同）

イスラエル全土で病院がストをしたら同国死亡率が半減した。再開したら死亡率はもとにもどった。人類の二人に一人は病院で殺されている……のです。

10 「余命」は巧妙詐欺で、悪質な死刑宣告

●このままだと余命は半年ですネ

「ガン医者は、ガンを放置した場合の『余命』を知らない」

近藤誠医師は最新刊『がん患者よ、近藤誠を疑え』（前出）で、批判しています。

ガンで医者にかかるとき、患者や家族が、必ず医者にたずねることがあります。

「先生、このままだと、あと何年生きられるでしょうか？」

これに対して、医者は難しい顔をして答えます。

「ま、余命はあと半年ですね……」「ハア……半年ですか」

患者も、家族も、ため息まじりでうなだれます。ところが、近藤先生は「それはウソだ」と、その〝余命宣告〟を、まっこうから否定します。

患者は、できたら抗ガン剤も手術も受けたくない。できれば、なにもせず、このまま様子をみたい。すると、何年生きられるのか? 医者にたずねる。すると、「半年ですね」と答える。その〝余命宣告〟がデタラメなのです。

●「余命半年」「三か月」を連発

「……とにかく、ガン医者らは、あの手この手で、患者を不安に陥《おとし》れ、なんとか手術や治療に持ち込もうとする」「ガン医者らのやり方が『恫喝《どうかつ》産業』と称されるゆえんです」と、注意をうながす。

「とくに患者が『このまま放っておくとどうなりますか?』と尋ねると、ガン医者らの心に『恫喝』のスイッチがカチッと入るようです。典型は〝余命〟です」(同書)

近藤先生の慶応病院時代の思い出は、いささか喜劇チックです。

患者から助けを求める電話が相次いだ。「早期ガンなのですが、手術をしなかったら『余命半年』だと言われました」。翌日は別の患者さんから電話。「進行性ガンと診断され、手術をしなかったら『余命半年』と告げられました」。近藤先生いわく。

「要するに早期ガンでも、進行ガンでも『余命半年』。その当時、これと並んで多かったのが『余命三か月』で、どんな種類のどんな進行段階のガンに対しても、ガン医者らは『余命半年』『余命三か月』などの脅し文句を連発していたのです」

●それは巧妙な〝死刑宣告〟です

脅し文句に根拠はない。医者は、すぐ患者を手術・抗ガン剤治療に引きずり込む。放置したらどうなるか？　まったくわからない。だから余命「半年」とは抗ガン剤・手術治療をしたら……の話です。患者は「放置したら半年で死ぬ」と思い込む。じゃあ、治療をお願い……すると、本当に「半年」で〝殺される〟。だから「余命」宣告は治療に引きずり込む悪質な詐欺であり、巧妙な〝死刑宣告〟でもあるのです。

11　放置療法のほうが、はるかに長生きする

●「たちまち増大する」のウソ

「ガン治療を受けずに放置したら一二年六か月生きた。治療した患者の余命は三年だった」

このジェームズ報告を思い出してください。

ガンは、放置すれば治療した場合より四倍以上も生きるのです。ガン治療自体がばかばかしい、というより恐ろしい殺人医療があることが、ハッキリわかります。

だから、近藤先生も、ガンはなにもしないで放置していなさい――と「放置療法」をすすめ

ているのです。『がん放置療法のすすめ』（文藝春秋）という著書すらあります。副題は「患者一五〇人の証言」。

「ほとんどの人は、ガンを見つけたらすぐに治療を始めるが、著者は慌てて治療を始める不利益を説く。放置してもガンが転移せず、大きくもならない人が大勢いるからだ。放置している患者さんたちの証言は、従来の『たちまち増大し転移する』というガンのイメージを覆す」（同書、扉より）

近藤先生は「貴重な余命を『治療苦』で台無しにするな」と、呼びかけます。

治療苦とは、抗ガン剤や放射線、手術による苦しみです。それは、もはや生き地獄の苦しみです。いっぽう、放置組には、まったくそのような苦しみはありません。

「手術や抗ガン剤治療を受けさせられると、その瞬間から、患者は後遺症や毒性などに苦しめられます。なかには、そのために急死してしまう患者もいます」（同書）

そのような劣悪、過酷な生活では、生きてる価値すら失われます。

●治療を信じた巨泉さんの嘆き

ここで思い浮かぶのは、大橋巨泉さんのガン闘病です。

彼ほど現代医学を信じきった人はいません。手術や薬物療法を心底信じきって、抗ガン剤などのガン治療を、素直に受けてこられたのです。しかし、ガン症状は日に日に悪化……。

ついに体重は四〇キロ台にまでやせ細り、『週刊現代』の連載「今週の遺書」も二〇一六年七月九日号で、最終回となりました。そこには「大橋巨泉さんも薬でひどい目に遭いました」と、ある。「巨泉さんも薬を投与された結果、体調を大きく崩してしまった」と編集部。それは、鎮痛剤の重大副作用でした。「たった五日間で意識も薄れ、歩行もままならぬ体になったのだから恐ろしい」「なぜだか、大量に渡されたのである。何しろ九死に一生を得たのだが、八二歳の老人には、大打撃であった。結局、即入院となった」(同誌)。

巨泉さんは、近藤先生のすすめる放置療法をしていたら、と悔やまれる。けっきょく、抗ガン剤やクスリ漬けで衰弱し「ゴルフができない。ワインも飲めない。原稿も書けないなら、生きていても仕方がない……」。嘆きが遺言となってしまった。

12 〝治療〟を信じる患者、信じない医者……

●ダメとは口が避けても言えない

巨泉さんは、主治医を信じきり、治療を信じきって、ついに最期を迎えました。

彼は、おそらく「無治療で放置すれば、治療した場合より四倍以上生きる」というジェームズ報告など、まったく知らなかったのでしょう。ここでも、無知の悲劇があります。

近藤先生は、放置したガン患者一五〇人を克明に観察して、確信をもって「放置療法」をすすめています。まあ……「療法」といっても、わかりやすくいえば、ほったらかし。なにもするな……ということです。

近藤先生のもとに、元外科医が訪ねてきて、しみじみと語っています。

「近藤先生が主張されていること、私には痛いほどわかります。外科手術で肺ガンを切っても、たとえば小細胞ガンなどは、五年生存した人さえいません。抗ガン剤治療についても、こんなことをしてもムダだ、ダメだと思っていたんですが、外科医をしていた当時は、手術も抗ガン剤もムダだダメだとは口が裂けても言えなかったんですよ」

●だます医者、だまされる患者

東大の医師たちですら自分が「治らないガン」にかかったら「治療しない」がホンネなのです。二〇〇九年、東大病院の医師（一〇六名）、看護師（三六六名）、さらにガン患者（三一二名）にアンケート調査が実施されたことがあります。その質問項目に「望ましい死を迎えるために、最後まで病気と闘うか？」とありました。東大病院・放射線科の外来患者は八一％が「重要」（闘う）と回答していました。ところが、東大病院の医師は、わずか一〇％にすぎなかった。看護師も三〇％。「東大病院の医師の約九割は『治らないガン』には、何をやってもムダであることを知っているため、自分が『治らないガン』にかかった場合、苦痛を受けるだけの治療はまっぴら御免だと考えているのでしょう。その医師から治療を受けているガン患者のじつに八割が『最期まで闘いたい』と考えているのですから悲劇的です」（近藤先生）。

●真実を話せば、患者は激減する

つまり、現場の医師や看護師は、自分たちが行っている〝ガン治療〟なるものに「まったく効果がない」ことを自覚している。だから医師は〝治らない治療〟で苦しい思いをするのはイヤだから「ガンと闘わない」道を選ぶ。いっぽう、ガン患者は、病院治療に「効果がある」と信じきっている。そのため八割強が「闘う」と回答している。

医者や看護師は、みずからがやっている治療が欺瞞（ペテン）であることを、患者にはいえない。「患者に本当のことを話せば、治療を受ける患者は激減してしまう……まさに、無から有を生み出す〝錬金術〟です」（近藤先生）。

第5章　こんな「手術」は、受けてはいけない

1　ガン手術、受けないほうが、はるかにいい

●ガン八割は手術をするな

「……男たちよ、胃ガン、食道ガン、大腸ガン、肺ガンの八割は手術をしないほうがいい」

あなたは、耳を疑うはずです。これは『週刊現代』（二〇一六年七月二日）特集の見出し。

マスメディアも、ついに真実をはっきり語るようになったのです。

同誌は、断言します。高齢者にとって安易な手術は八割方、後悔の種になる……。

「医者はいつでも切りたがる」

なぜか？　そのほうが儲かるからです。しかし、切れば、ガンが治るわけではない。

外科医でガンに関する著作も多い平岩正樹医師は、警告します。

「アナウンサーの逸見政孝さんが進行性胃ガンにかかり、臓器をほとんど取ってしまい、退院できずに亡くなりました。治癒する確率が極めて少ないのに手術をすると、結果的に患者さんの寿命を縮めてしまう場合も多い……」

胃や大腸ガンなどは、初期に見つかると、ほとんど即、開腹、即、手術！　されてしまう。

医者は、それが唯一、ガンと戦う方法だと、信じきっているのです。

「手術でガンを取ってしまうのがいちばん安心」

これが、ふつうの医師たちの固定観念です。

●手術がガンを悪化させる

「ところが、切っても、切っても、ガンは治らん。どこか、まちがっている」

気づいたのが若き矢山利彦医師（矢山クリニック院長）。彼はガン代替療法の先進医として有名です。それ以来、それまで〝神の手〟とまで称えられた達人は、メスを置いたのです。治らないどころか術死も続出しています。

ある七〇歳の男性は、初期の食道ガン手術で急死。医者は「これまでで一番小さいガン。ラッキー！」と気楽に手術を勧めた。ところが……術後に肺炎を発症、右肺に啖がたまり、気管支切開で呼吸確保へ、ところが医師はメスで頸《けい》動脈を傷つけ、大出血で急死した。

手術が〝成功〟しても、食道や胃を失った人生は悲惨。胃に穴を開ける「胃ろう」に追い込まれる人も。「自分の口で食事もできない。手術せずに死んだほうがマシだった」と患者は悔やむ。大腸ガン手術も同じ。排便障害。人工肛門。さらに、性機能障害まで。つらい人生が待ちかまえている。

専門医は、ガン手術をすすめない理由を三つあげます。

①転移ガンが原因で亡くなる。②全ガン細胞切除は不可能。③ガンが悪性化し再発する。

つまり、ガン手術が、新たなガンを発生させてしまうのです。泣くに泣けません。

2 乳ガン、子宮ガン、子宮筋腫は切ってはいけない

●手術でガンを散らすだけ

「……妻に受けさせてはいけない手術」

同誌は、乳ガン、子宮ガン、子宮筋腫、卵巣のう腫を「受けてはいけない」という。

その理由は――「手術でガンを散らすだけ」だから。

医師から勧められ卵巣ガン手術を受け、「ガンはきれいに取れた」と言われたが、半年後、お腹が張る。検査すると、腹膜に水がたまる「腹膜播腫《ふくまくはしゅ》」で、腹膜にガンが広がっていた。手術で卵巣ガンを取り出したとき周辺臓器にガン細胞を〝散らした〟のです。

「医師は、まるで習い性のように、手術をしたがる。その根底には『手術こそが自分の仕事』というプライドや、『治療をした』という自己満足があるのだろう。もちろん、医師や病院の『もうけのため』という側面もある。だが患者は、そのことで症状を悪化させられ、ひどい場合には死に至ることすらあるのだ。たまったものではない」（同誌）

●乳房や子宮を失ったショック

「女性特有のガンは早期で発見できた場合、手術で切除せず、乳房や子宮を残したほうがいい。患者が高齢の場合も、進行が遅いので、無理に手術をする必要があるか疑問……」（医学ジャー

ナリスト、松井宏夫氏、同）

あまりに安易に医者は切りたがる。しかし、無残に乳房や子宮を取られた女性の精神的ショック、喪失感は大きい。もう、子どもは産めない。ホルモンは狂う。

子宮筋腫：手術を受けたら「膣から尿が漏れた」という信じられない医療被害もある。手術のとき尿管を傷つけたのです。医師は腎臓に穴を開ける「腎ろう」手術で尿を直接出そうとしたが、尿が逆流して、細菌感染を起こし、数日、高熱で苦しんだ（四〇代女性）。

そもそも子宮筋腫は、良性腫瘍なので、手術の必要性はない。原因はほとんどが偏食等で、体内にたまった〝体毒〟が腫瘍（おでき）として現れたもの。だから、ファスティング（少食、断食）で体内浄化すればいやでも完治します。

しかし、無知な医者はそのような食事指導はいっさいしない。

今は子宮を摘出せず動脈をふさぐ手術もある（UAE：子宮動脈塞栓術）。

しかし、これには早産・出血リスクがともなう。

子宮腺筋症：さらにやっかい。子宮筋層に網の目のように病変が広がり、筋腫より手術が難しい。手術すると妊娠中に子宮の一部が切れる「子宮破裂」を起こす……とは、恐ろしい。「すぐ切りましょう」という医者には要注意。

卵巣のう腫：もともと良性腫瘍なので、大きくなっても焦る必要はない。医師のすすめる腹腔鏡手術で小腸を傷つけられ大量出血の医療事故も発生しています。

3 「腰痛」手術で、歩行障害、寝たきり……

●全身麻酔で大手術の恐ろしさ

私には、腰痛手術を受けて重度障害になった先輩がいる。重い歩行障害で、杖が欠かせない。病名は「脊柱管狭窄症」。友人、知人に、この病名で手術を受けた者が何人もいる。安易な手術が横行しているのではないか……と、疑ってしまう。

友人のSは、庭で草むしりしていて、思いっきり引っ張ったら腰に来た。いわゆる、ぎっくり腰。医者にいったら「痛みどめ」を処方された。これが、悪運、悲劇の入り口となった。「鎮痛剤」が切れると、痛みがぶりかえす。そのうちに経口薬では効かなくなり座薬を処方された。それも、切れると激痛が襲う。ついに、全身麻酔で大手術となった。

すると、三六〇度フルハイビジョンのように、くっきり色鮮やかな〝お花畑〟が見えた。Sさーん……と遠くから医師の呼び声が聞こえる。顔にバラバラと雨がかかって目が覚めた。雨だと思ったのは「お父さーん」と、のぞきこんでいた愛娘の涙だった……。

たかが腰痛で、全身麻酔の大手術が必要とは、思えない。

●三日食べなきゃ七割治る

ぎっくり腰は、欧米では〝魔女の一撃〟と呼ばれます。

その痛みをよく表す表現ではあります。「痛み」も、存在理由がある。それは、「自然治癒力で治療中だから、動かすな」というサインです。椎間板ヘルニアも同じ。「患部」の発熱、炎症、痛みは、そこにウイルスやバクテリアなど、体内微生物が増殖し、それを、免疫細胞、白血球の一種、顆粒球が活性酸素という〝火炎放射器〟で駆除しているから発症しているのです。だから、「痛み」「発熱」「腫れ」なども一時的……。

静かに休んでいれば、いやでも治ります。そのとき、肝心なのは絶食すること。つまり、断食です。「痛み」は三日食べなきゃ七割治る。七日食べなきゃ九割治るはずです。

●「痛みどめ」で痛みが止まらない

なぜ、腰痛が治らないのか？　長引くのか？

原因は、ズバリ医者が処方する「消炎鎮痛剤」です。「痛みどめ」で痛みが止まらない。まるで喜劇です。その理由は、「鎮痛剤」は血行を阻害して、痛みを感じなくさせているだけだから。よく葬式などで長い間正座すると、足がしびれますね。つねっても、まったく何も感じない。つまり、血が流れないため、神経がマヒしている。「鎮痛剤」は、同様に患部の血行阻害で痛みを感じなくさせているだけ。「低血流」「低酸素」「低体温」は患部の治癒を妨げます。回復に必要な酸素・栄養供給を阻害するのだから当然です。

「鎮痛剤」は手術に引きずり込む病院の悪質な罠です。

断薬、断食こそ快癒への最短距離です。

4　医者の言うまま手術で、歩けない、寝たきり、死亡……

●腰の切開手術で両足パンパン

医者に言われるままに、手術をしたら、大変なことになります。

■脊椎すべり症：「兵庫県在住の長谷川千鶴子さん（七六歳　主婦）は、大阪府内の総合病院で『脊椎すべり症』（脊椎が前後にずれて腰痛を引き起こす症状）のため、腰の切開手術を受けた」「看護師さんから『手術は成功しましたよ』といわれ、確かに腰痛は軽くなったのですが、今度は、それまで何の症状もなかった両足に痺れと痛みが出てきた……」

鎮痛剤を飲んでも全然良くならない。院長は、つぶやいた。

「手術のとき神経をひっかけたかナ……」

そのうち、両足がパンパンに腫れ、象の足のようになった。三年たっても腫れは引かず、ほとんど歩けない。

「以前は、腰が痛くても歩けはしたんですよ。こんなことなら、手術なんかしなければ良かった」（長谷川さん）

●半身不随、発声不能、感染症で死亡

■脳動脈瘤：「夫（芳郎　六八歳　自営業）はC型肝炎だったので、その治療のため病院に

行った。たまたま脳に小さな動脈瘤が見つかった。医者は『破裂すると危ない。今のうちに予防手術で取り除きましょう』とすすめてきた。ところが、手術から三日後に、くも膜下出血を発症し、そこから右半身不随となり、言葉も話せなくなりました。病院側は手術ミスを認めず、介護費用も全額負担です。よけいな手術を受けたばかりに、元気だった夫がこんなことになり、一体これからどうしたらいいのか……本当に悔しい」（西村昭子さん　六五歳　主婦）

■**けんしょう炎：**落合洋子さん（六五歳　主婦）の右手は親指の付け根から骨が飛び出ているように変形。けんしょう炎手術で中指、薬指が腫れ、痛みで動かせない。指は曲がったまま。「別の病院で診てもらったら『リウマチじゃないか』と言われた。そんなことなら、手術なんかしなかったのに……」（落合さん）

■**肩こり：**Tさん（五三歳）は首痛や肩こりを解消するため「経皮的レーザー椎間板減圧術」という手術を受けた。レーザーで頚推を削ったら高熱を出して苦しみ始めた。痛みどめ（鎮痛剤）も効かず、容体は悪化して、ついに死亡……。病理解剖すると、Tさんの死因はレーザー手術で深頚部が傷つけられ、感染症を起こしたことが原因だった。「なんでこんなことに……」と亡くなる前、Tさんは悔やんだ。ただ「安全」という医者の口車を信じた悲劇だった（以上、『週刊現代』前出より）。

5　腹腔鏡手術で、腹の中が血の海に……

●開腹手術より高い死亡リスク

「身体への負担が軽い」という名目で、腹腔鏡手術がブームです。

これまでは、開腹手術が主流でした。文字通り、腹をメスで開いて手術を行います。腹を切り開くのですから、傷跡も大きく残ります。

それにたいして腹腔鏡手術は、おヘソなどに五～一〇ミリの小さな穴を開けて、そこから内視鏡（カメラ）と電気メスなど手術器具を挿入して、モニターの映像を見ながら病巣切除手術を行うのです。大きく腹を開ける手術にくらべて、なるほど「負担は軽い」と思ってしまいます。

すでに、胃ガンや大腸ガンは半数以上が腹腔鏡による手術です。

「しかし……」と専門医は、腹腔鏡手術の思わぬ危険性を指摘します。

開腹手術なら、予想外の出血にも止血措置対応できます。しかし、腹腔鏡では思うように止血できない。まさに、内視鏡による手探り状態だからです。

うっかり血管を傷つける。すると、大量出血します。開腹手術なら、どの血管からの出血か、判断して、緊急止血が可能です。しかし、細い内視鏡をのぞいて行う手術では、出血部位をつき止めることは至難の技です。ましてや、止血措置など極めてむずかしい。

すると「命にかかわる」。つまり「腹腔鏡手術は、開腹手術より死亡リスクが高い」。

●群馬大で一八人殺しの〝殺人医〟

とりわけ危険なのが肝臓や、すい臓ガンの腹腔鏡手術。これら臓器は大血管が周囲に走っており、さらに、体内奥にある臓器なので内視鏡モニターでは見えづらい。だから、これら大血管を術中に誤って傷つけるリスクが高い。すると大出血からたちまち死にいたる。

二〇一四年、群馬大医学部付属病院で連続した惨劇が、まさにそれです。

なんと腹腔鏡手術を受けた患者八人が、連続死しているのです。開腹手術も合わせると犠牲者は一八人……。戦慄するのは、これらはたった一人の医師による医療ミスで続発していることです。術中ビデオをチェックした専門医は、口を揃えてこう嘆じる。

「手術があまりにヘタ……」

出血が多くて腹腔内はまるで血の海。手術箇所がまったく見えない。そのため、病巣以外を電気メスで傷つけ、さらに大量出血を招いて患者を死なせたのです。

ところが、この問題医は患者と家族には「かんたんで、安全な手術」と平然とすすめ、手術の危険性や腹腔鏡手術以外の代替手段は、いっさい触れなかった。とくに肝臓内視鏡手術は危険なため、病院・倫理委員会の承認を受ける義務があった。患者死亡も届け出義務があった。

〝殺人医〟はどちらも怠っていた。上司の外科教授も多数死者続出を知りながら黙認、放置していた。つまりは病院ぐるみの大量殺戮事件だったのです。

6　じつは、欠陥、危険だらけの腹腔鏡手術

●開腹手術より怖い落とし穴

――腹腔鏡手術の一〇大欠陥をあげてみます。

①技術的に難しい（遠隔操作による施術）
②視野が、せまい（内視鏡モニター越し）
③ガン転移見逃し（開腹、肉眼には劣る）
④リンパ節転移も（転移の二割を見逃す）
⑤隣接ガンが再発（手術成功率が、低い）
⑥ガンを取り残す（腹腔鏡は見えにくい）
⑦患部が判り難い（直接臓器に触れない）
⑧術後縫合が困難（内視鏡では、難しい）
⑨感染症を起こす（縫合不全で合併症に）
⑩術後急死も多い（欠陥による後遺症で）

●患者は出世のための〝実験台〟

群馬大で続発した惨劇、さらに、この一〇大欠陥をみれば、あなたは内視鏡手術を受ける気

は、失せるはずです。

ところが、こんなに危険極まりない手術なのに、若い医者ほどやりたがる。

どうしてでしょう。それは、日本内視鏡学会が、手術の回数によって「認定医」「指導医」という〝御墨付き〟を与えているからです。

だから、これら肩書きが欲しい若い医師たちは、一例でも多く腹腔鏡手術をやりたがる。

「盲腸炎でも、わざわざ腹腔鏡でやる医者がいる」とは、呆れます。

「腹腔鏡手術しか、やったことがない」とうそぶく若手医師もいるとは……。

出世のためには、危ない橋も平気でわたる。つまり、患者は医者の功名心をみたすための〝実験台〟とされているのです。群馬大の大量〝殺人医〟も、そんな一人だったのでしょう。

上司も、それを見逃していた……というから、腹腔鏡手術による隠れた犠牲者は、全国に多発しているとみて、まちがいない。

●断食は〝メスの要らない〟手術

腹腔鏡手術しかやったことがない。そんな医者は、欠陥医師です。腹腔鏡で大量出血したら、迷わず、開腹手術に切り換えるべきです。ところが、開腹手術の経験のない若い医者は、それができない。手術中にトラブルが起こっても対応できず、パニックに陥るだけです。とにかく、メスで身体を切り刻む手術という医療行為そのものが、不自然です。

「ファスティング（断食）はメスの要らない手術」です。やはり原点に戻るときです。

7 「全身麻酔……一回やれば寿命が六年縮む！」

●麻酔死は年に二五〇〇人超？

「……ちょっと待った！　全身麻酔が身体に残す大ダメージをご存じか」

『週刊現代』（前出）の大見出し。とくに「一回やれば寿命が六年縮む」はショックです。

これは「生命保険業界の常識」だそうです。

麻酔が原因で手術中に亡くなる人は一〇万人に一人。ただし、これは医療機関から報告された数値です。副作用事故を報告する〝正直な〟医師は、一〇〇人に一人以下、といわれます。

すると麻酔の犠牲者は一〇万人に一〇〇人超という計算になります。

年間に行われる「全身麻酔」手術は、約二五〇万件。単純計算すると麻酔による死者は、年間二五〇〇人超という数字になるのです。

これは、あくまで術中の死亡者。麻酔が原因で術後に亡くなったり、身体マヒなどの後遺症に苦しむ確率は、さらに高まります。具体的、被害例は――

事例一：二〇一一年、宮崎県で八〇歳の女性が、脊椎の手術後に植物人間状態になった。

事例二：二〇一〇年、兵庫県で三〇代男性が「全身麻酔」による低酸素脳症で死亡した。

事例三：二〇〇七年、都内七四歳男性は動脈瘤手術の「全身麻酔」で寝たきりになった。

この男性は、麻酔が醒めると「頭が痛い」としきりに訴え、退院後自宅に戻っても、一日中頭痛を訴えつづけ、やがて寝たきりとなった。手術から一か月ほどたった夜中に、意識を失い救急車で搬送されたが医師に「手遅れ」と言われ、脳溢血で三日後に死亡した。親族が最初に動脈瘤の手術をした脳外科医に「ひどい頭痛の原因」を問いただすと「恐らく、麻酔が深く入り過ぎた」と頭を下げた。手術時の「全身麻酔」失敗が原因だと認めたのです。

●なぜ麻酔が効くか判らない！

そもそも、麻酔薬で、どのようにして麻酔がかかるのか？

現代医学は、その作用機序すら「わかっていない」というから驚きます。

「なぜ、麻酔薬を投与すると、人は意識や感覚を失うのか」というメカニズムすら、いまだ解明されていない！　あなたは耳を疑うでしょう。

「今まで効いてきたから、だいじょうぶだろう」という経験則で、医者は麻酔を打っているにすぎない。だから、死亡という重大事故も、真相は永遠に判らない。

ある麻酔専門医は投げやりです。

「なぜ効くかわからない。だから、事故が起きたときの検証もできない。つまり全身麻酔の事故は今後も防ぎようがない」

高齢者、喫煙者、心肺機能が弱い人は、とくにリスクが高まります。

熟達した麻酔専門医がいない病院は要注意、危険です。

8　手術をするとガンが〝暴れる〟

●メスを入れ、ガンが暴走する

「手術でガンが〝暴れ出す〟」

警告するのは近藤誠医師。「『本物のガン』に、メスを入れると『局所転移』で『ガンが暴走』する」という（『がん患者よ、近藤誠を疑え』前出）。

「ガンの局所転移」とは、いったいどんな現象でしょう。

「……ガンの初発巣や腹膜、皮ふなど、外科医が手術でメスを入れたところに次々と再発巣が現れるという、より厳しい再発の仕方です」（近藤医師）

近藤誠医師は、一貫して「ガン手術はするな」と主張しています。

その根拠のひとつに「手術でガンが暴れ始める」という現象があります。

ガンを切除手術で取り除く。これが、ガン手術です。ところが、切除手術を受けてまもなく、メスを入れたところに、再発が一気に出る。そういう患者が多い、という。

「一言でいえば、ガンが暴走を始めるのです」（同）

●三キロも臓器取られた逸見アナ

「大腸ガンの切除手術を受けてすぐ、腹膜転移が一気に出てしまった方がいました。手術のさ

い、メスで傷つけられた腹膜に、ガン細胞が集まり、通常では考えられないペースで増殖してしまった」（同）

同医師によれば、腹膜転移が出やすいガンは、大腸ガン、胃ガン、すい臓ガン、胆管ガン、卵巣ガン……など。つまり、これらのガンを安易に手術すると、一気に「ガンが暴れる」恐れがあるのです。その典型が、アナウンサー逸見政孝さんです。胃ガンで、三度にわたる過酷な手術を受けた。最初の手術で、すぐに腹膜に転移。こうして、三度の手術で摘出された臓器の総重量は、なんと三キロにも及んだのです。

「無謀な手術が引き起こした局所転移（ガン暴走）も内臓から皮ふにまで及んだ……」

●ガン細胞が集まり急激に増殖

近藤医師は「メスを入れたところに、ガン細胞が集まり急激に増殖を始める」という。

具体的には「初発巣にメスを入れると、とうぜん、出血します。そして『本物ガン』であれば、血液中にガン細胞が入り込んでいます。つまり、ガン細胞が出血とともに流れ出てメスを入れた部分にとりつく」「メスで傷つけられた部分には、破壊された組織を修復するための、さまざまな物質が分泌されます」「サイトカインなどと呼ばれるそれらの物質の中には、組織修復のため細胞分裂を促進する物質も含まれており、その促進物質が傷口に取りついたガン細胞を急激に増殖させていく……」（同）

「ガンは犬・ネコと同じ、いじめると牙をむく」という。まさに、その通り。

9　切るな！「のんびりガン」が暴れだす

●数か月で肝臓転移がワーッ

「……ガンが『本物』なら、手術をしても転移は必ず現れてくる」「だから、どちらにしても手術を受けるだけ損です」「ガンで長生きしたいなら、我慢くらべしかありません」「我慢できない人は、残念ながら手術を受けて、早く死ぬ……」（近藤医師　前書要約）

ガンを切れば、患者はそれで解放された気持ちでホッとします。

しかし、それはヌカよろこび。

「初発巣を切除すると、転移巣の増大スピードが急加速する危険性がある」（同）

つまり、「のんびりガン」が「凶暴ガン」に変身するのです。

たまたま健診を受けたら大腸ガンが見つかった。そんな、患者さんのケース。

「狭窄はあったのですが、通過障害はなく、食事はふつうにとれてしまました。『切除手術を勧められているが、どうしたらいいでしょう』との相談だったので、転移巣が暴走する危険性を説明したうえで様子を見る方法もある、とお伝えしました。ところが、その後、外科医のすすめにしたがって手術を受けてしまったのです。そうしたら、わずか数か月で、肝臓への転移がワーッと出てしまいました」「初発巣の切除がトリガー（引き金）となって、転移巣が大暴走してしまったのです」（同）

●外科医の〝悪魔のささやき〟

こうなると、手術をすすめる外科医の声は、まさに〝悪魔のささやき〟です。

やはり、主治医のすすめで、膀胱ガンで膀胱を全摘された中年男性の例――。

膀胱を全摘すると、男性機能を失うことがままある。

「多くの患者は、それを失って初めて愕然としてしまう……」「お気の毒なことに、手術から間もなくして、その男性に転移巣が次々と出現したのです」（同）

●ガン自身の暴走抑制ブレーキ

ガンを切ったら、転移ガンが暴走……のメカニズムは、次のとおりです。

最初のガンから、転移巣の成長を押さえ込む不思議な物質が分泌されています。

その物質名は「エンドスタチン」「アンギオスタチン」という二つの物質です。それらは、ガン自身が成長するために必要な「血管新生」を阻害する働きをします。ガン自身にも自らの暴走を抑制するブレーキ剤が出ているのですね。その初発巣を手術で切除してしまうと、転移巣の増殖を押さえ込む「エンドスタチン」などの分泌は失われ転移したガンは暴走してしまうのです。

「大腸ガン手術したら、転移のなかった肝臓が急に膨れだし、正常な重さ一・五キロが転移巣では一〇週間で四・七キロになり死亡。原因は手術以外にありえない」と米医学誌も断定しています。

10　ゴッソリ切り取るリンパ節廓清《かくせい》はやるな！

●欧米にない荒っぽい〝奇習〟

「近くにあるリンパも取っておきましょう」

ガン手術のとき、外科医は平然といいます。これをリンパ節廓清といいます。

「リンパ節廓清は、日本の悪しき習慣です。外科医には、『昔からリンパ節を取ってきたから、今も取る』という理屈しかない」「リンパ節を治療したから寿命が延びた、というエビデンスを示せた試験は一つとして存在しません」（近藤医師）

したがって、欧米では、日本のような「廓清至上主義」は見られない。

なぜ、日本の外科医は、ガン周囲のリンパ節まで、ゴッソリ取りたがるのか？

「彼らは『ガン細胞は、一個たりとも残してはならない』という考えに凝り固まっています……」と近藤医師は言う。しかし、外科手術で、あらゆるガン細胞を取り除くことは不可能なのは、もはや常識です。

「じっさい、所属リンパ節に転移があっても、その後、他臓器などに転移の現れて来ない患者がほとんどです」「そもそも、所属リンパ節を含めたリンパ節は、ガンなどの進行を食い止めるために存在しているのです」「ガンの進行を食い止めるための『関所』をリンパ節廓清で潰してしまうと、かえって強盗や泥棒がはびこってしまうという話にもなりかねない」（同医師）

●目を覆う残酷後遺症の数々

そのような大切な働きをしているリンパ節を根こそぎ手術で切除すると、深刻な後遺症が患者を襲います。

とくに重い後遺症が出るのは子宮頸ガン、子宮体ガン、卵巣ガンなどです。

これらのガンでは、女性の骨盤内のリンパ節をごっそり取り去るから当然です。

さらに神経も傷つけられるので、排尿障害や排便機能が損なわれます。その症状もひどい。子宮ガンのリンパ節廓清では、両足が付け根部分から腫れ上がる。乳ガンで脇下のリンパ節切除では、脇の下がひどく痛む、感覚がなくなる、など悲惨です。

直腸ガンでも、排尿障害、排便障害、性機能マヒなど悲惨です。

ちなみに乳ガン手術をカミングアウトして話題になった元プロレスラー、北斗晶さんも術後の会見で「リュックも背負えない」と、嘆いていました。それは、このリンパ節根こそぎ切除をやられた可能性があります。とくに、執刀医の手元が少しでも狂うと、重篤な神経マヒが起きる……というから、恐ろしい。

重篤というのは「命にかかわる」という意味です。

つまり、術中、術後に、死亡することもありうる、のです。

11 〝神の手〟教授、手術は部下がやっている

●有名教授の執刀もウソ八百

よく「有名大の著名教授に執刀してもらうから安心……」という人がいます。

これは、まさにコッケイなかんちがい。

「有名な名医や著名な教授の診察を受けて、仮に『執刀の約束』を取りつけたとしても、そんな約束は当てになりません。だいたい全身麻酔をかけられてしまえば、じっさいに誰がメスを握っているのか、患者にわかりません」（近藤医師）

じっさい、近藤医師の知り合いの外科医は、有名教授の〝代理〟で執刀していた、と明かしています。まあ、影武者みたいなものですね。

「患者の家族は、教授が手術に入るところを見ているので、教授がすぐに出ていくと、教授が執刀していないことがバレてしまいます。そこで、教授も含めたスタッフ一同、手術室でブラブラしながら時間をつぶしていた……」（同）

こうなると、安手のテレビドラマも顔負けです。

「テレビで、〝神の手〟などと持ち上げられていた血管外科の教授が、手術室でゴルフクラブを振り回していて、モニターか何かを壊した、というニュースもありました」「なぜ、手術中にクラブを振り回していたのか。それは部下が手術をしていたからでしょう。〝神の手〟を持

つ教授は、ヒマだった……」（同）

●部下が手術代行はあたりまえ

このように有名教授が、部下に手術を代行させるのは、日常茶飯事なのです。
紹介状をもらい、高い〝謝礼〟まで包んで、〝神の手〟にすがり期待する患者と家族は、まさに知らぬが仏です。

「部下の医師らが、なぜ寝る間も惜しんで働くのかといえば、教授のもとで手術の腕を磨きながら専門医の資格を取得し、論文を書いて博士号を取り、この世界で活躍したい、と考えているからです」「多くの部下を抱えている有名な教授ほど、手術をさせてやることをエサに人を集めている、という可能性もあるわけです」（同）

●カウントされない術死ゴロゴロ

ガン手術では、手術を直接の原因する「術死」と認定されるのは「患者が手術後三〇日以内に死亡した」ケースに限られます。

しかし、三〇日以降に死亡しても、事実上、術死であるケースが多い。

「術後、一か月以上の入院を経て、自宅に戻ったとき容体が急変して再入院となり、そのまま帰らぬ人になってしまった、というケースはゴロゴロあります。それでも統計上は『術死』としてカウントされない……」（同）

12　ガン術後検査は受けるな！　有害無益

●やらなくても生存率は同じ

ガン手術が終わっても医師は「術後観察で様子を見ましょう」と、通院を指示します。

ところが近藤医師は「術後の検査や観察も有害にして無益」と警鐘を鳴らします。

これは、他のガン専門医は、目をむくかもしれませんね。

術後の経過観察を、専門用語で「術後サーベイランス」と呼びます。それを、近藤医師は「まったく無益」と一刀両断します。理由の第一は「患者の生存率、つまり寿命が延びることはない」からです。

たとえば、大腸ガン術後の比較試験があります。問診、視診、聴診、打診、さらに採血、CT検査、大腸内視鏡検査など……。「術後サーベイランス」を実施した患者群と、しなかった患者群の生存率を比較すると、いずれも生存率は同じでした。

術後観察は、まったく意味がなかったのです。だから、学問研究の世界では「術後サーベイランス」は無意味……が常識です。

●定期検査は病院の金儲け

あなたは耳を疑うでしょう。ガン手術を受けた人でも、ほとんどの人が「経過観察」に病院に通っています。学問の世界との、このギャップはどうでしょう？

なぜ、無意味な「経過観察」があたりまえのように行われているのでしょうか？

「最大の理由は、『病院や医師の都合』です」と近藤医師はバッサリ。

「患者が、切除手術だけを受け、その後、問診のみで各種検査を拒否したり、通院そのものを拒否したりすると、病院の経営が立ち行かなくなるのです」（同）

はやくいえば、病院の金儲けのためです。

「手術だけで患者に逃げられたのでは、『骨折り損のくたびれ儲け』」「大病院の中には、大相撲の『星取表』のように、それぞれ診療科が、外来や入院で、どれくらい売り上げたかの『営業成績』を一覧表で作成し、医師らにハッパをかけている……」

患者にすれば、ガン再発を早く見つけるほど「バカをみる」ことになります。

●手術が済んだら「忘れる」こと

こうして、「サーベイランスは無意味」であることを知りながら、ガン専門医は、点数稼ぎのため、患者にせっせと「経過観察」のためと称して、検査をすすめる。彼等にとって、ガン術後患者は、みな〝上客〟なのです。新たなガンを〝発見〟して、またも治療地獄にひきずりこむのが狙いです。あなたはバカバカしくなったはずです。たんなる金ヅルとして、術後も「定期検査」に縛り付けられていたのです。

近藤医師は、断言します。「手術が済んだら『忘れる』に限る……」。

13　心臓バイパス手術、七六％は不要だった！

●詰まった血管にバイパス工事

手術は不要である。それは、ガンにかぎったことではありません。

アメリカからの衝撃リポートがあります。

「心臓バイパス手術、七六％は不要だった！」（米医師会）（『ＮｅｗｓＷｅｅｋ』誌）

それは、どんな治療なのでしょう。手術による血管形成術は、現代医学の現場では盛んに行われています。この代表格が心臓バイパス手術です。

バイパスとは、よく道路工事で行われます。それと同じことを〝血管工事〟でも行うわけです。血管に狭窄や閉塞が生じたばあい、他の場所からとってきた自分の血管または人工血管を移植して、代替回路を作り、血流を回復させる手術。主として心筋梗塞で詰まった冠状動脈に用いられます。

●ステントもすぐ血栓が詰まる

もうひとつの〝工法〟がステントです。血管内に金属製の網状筒をカテーテルで挿入して、それを〝風船〟で膨らませて、冠状動脈などを拡張し、血流を改善させる……。まさにアクロバットみたいな手術です。米医師会は、これら血管形成手術七六％が無意味と判定したのです。

これら「冠状動脈バイパス手術は、大手術で、極めて高額で、命の危険もあり、後遺症も残ります。食事など生活習慣を改めないかぎり、バイパスもステントも、また血栓が詰まる」。だから、これら手術で「確実に寿命が延びるわけではない」。これが、心臓病外科の〝常識〟だという。高額医療費を払って受けた患者は、呆然でしょう。知らぬは患者ばかりなり。

一九八五年、心臓外科医バーナード・ラウン氏がニューヨークで循環器専門医たちを相手に講義したときに「この事実を、患者に説明しますか？」と会場の医師たちに質問したところ、だれ一人の手も上がらなかった。患者にとって〝不都合な真実〟に対して、医者は全員、口をつぐんでいるのです。

●肉好き心臓病死は菜食者の八倍

「不必要なバイパス手術は、第一に『利益』のため」とラウン医師は断言する。

「医者は、手術が成功すれば『治療は成功した』と言う。じっさいは違う。手術後も、患者はリスク要因を抱えている。発症につながった生活習慣を変えなければ、再発を繰り返す」

そうして「患者にとって何のメリットもない高額な検査や治療が広く行われている」（同誌）。

そして、バイパス手術の費用は一万六〇〇〇ドル以上！（約一六〇万円超！）

アメリカでは、そんな無意味な手術が、毎年四〇万件以上も行われています。

肉好きの心臓病死は菜食者の八倍！　なら菜食こそ、真のベスト治療法です。

14 「手術」やってはいけない! 七つの理由

●安易に切らない、切らせない

「切りましょう!」医者は安易に手術をすすめます。しかし、想像を超える悲劇が、まちかまえています。ガン、心臓病に限らず、「手術」はできるだけ、しないにかぎります。

身体にメスを入れる。それは、以下のダメージを与えます。

(1)**高齢者**:老衰で大往生したお年寄りを解剖すると約八割にガンが見つかるそうです。それでも、ガンで死なずに、安らかに自然死しています。それを「天寿ガン」というそうです。だから、とりわけ高齢者は、何もしないのがベストの選択なのです。

(2)**空気の害**:手術をすると内臓を空気にさらすことになります。すると、酸化ストレスなどの後遺症で内臓にダメージが残る。「ほんらい、空気に触れることのない臓器を、空気にさらして、かきまわす。体にいいわけありません」(森下敬一博士)

(3)**内臓摘出**:虫垂(盲腸)や胸腺さらに胃袋、子宮など、外科医は平気で全摘します。その妄言にも震えます。「要らない臓器は、あらかじめ取っておいたがいい」。これを〝予防手術〟というそうです。まさに狂気そのもの。人体に無駄な臓器など、あるわけがない。あるガン専門医は子宮を摘出してこう言った。「もう、子宮ガンの心配はありません」。顔もひきつるブラックジョークです。

(4)**麻酔副作用**：手術に麻酔はつきものです。当然、麻酔薬は劇薬であり、様々な重大副作用があります。急性の場合、術死を引き起こし、慢性の場合、後遺症として残ります。「全身麻酔で寿命は六年縮む」（前出）は、生命保健統計の常識だそうです。

(5)**免疫力低下**：ダメージは大手術こそ大きい。免疫力低下は術後一年以上続くという。

(6)**輸血の恐怖**：手術でもっとも恐ろしいダメージを与えます。免疫不適合ショックのＧＶＨＤを発症すると、ほぼ確実に死亡します。その他、免疫力低下、発ガン促進、肝炎、エイズなど重大感染症、輸血性呼吸困難……など、深刻な副作用を、医者も知らない。

(7)**後遺症**：手術は、様々な後遺症で患者を苦しめる。胃の全摘では、食事が厳しく制限される。腎臓除去は、人工透析でしか生存不能という悲劇が待っています。

●「切りたい」は儲かるから

外科医が、〝切りたがる〟のは、それだけ高額医療費で儲かるからです。

▼**胃切除**：一二〇万円。切る部分はガンなどのサイズによる。面倒なら全摘する。

▼**心臓バイパス**：二二〇万円。〝バイパス〟は足や心臓まわりの血管を代用する。

▼**開頭手術**：血腫除去なら一六〇万円。血腫（血の塊）が大きいなら、頭がい骨を大きく切り開いて、脳圧を下げる。患者の一％は手術中に死亡。五％に半身不随などが残る。

第6章　クスリは〝毒〟だ！　もう飲むな

1　「降圧剤」、ボケるぞ！　ふらふらインポに！

●七〇歳超二人に一人が飲まされる

かつて高血圧症の基準値一八〇は、いつの間にか一三〇に！　これは健康人を〝病人〟にでっちあげる仕掛けワナ。こうして七〇歳超二人に一人が「降圧剤」を飲まされています。

まさに、老人は「降圧剤」漬け。「めまいがして倒れた」「心臓がバクバク」などの症状を訴える人が続出しています。男性軍では、いわゆるインポ（ＥＤ）に悩む人も多い。これらは、無理に薬剤で血圧を下げた結果の深刻な副作用症状です。

安保徹博士（前出）は「その人にとって必要だから血圧は高い。薬でむりに下げると、体はピッチで血流確保する。そのため心臓に負担がくる」と指摘します。

「血圧をクスリで下げちゃダメです」（同）

こうして「降圧剤」は、脳への血流を阻害して認知症を引き起こし、性器への血流不全でＥＤになるのです。さらに、血流阻害は、前身組織の低血流、低体温、低酸素をひきおこし、万病の元凶となります。その最悪結末が発ガンです。

■「ハイトラシン」：脳梗塞、意識喪失、めまい、冷え性、ＥＤ

代表的な「降圧剤」です。「添付文書」には「高齢者には慎重投与」と「注意」があります。

その理由は「過度の降圧は好ましくない。脳梗塞等が起こるおそれがある」。なら、飲まなければいいのです。そして、その副作用がすさまじい。「意識喪失」（血圧低下で気を失う）、「めまい」（ふらつき、歩行困難、失神）、「動悸・頻脈」（血圧を無理に下げたため）、「肝臓障害」（肝機能悪化）、「腎機能障害」、「排尿障害」（中高年に多い）、「頭痛」（頭が重い感じも）、「貧血症状」（赤血球減少など）、「低血圧症」（血圧を無理に下げた弊害、さまざまな症状が出る）「過敏症」（発疹、かゆみ）、「神経性異常」（倦怠、脱力、発汗、不眠、冷感、肩凝り、ねむけ、しびれ、ほてり）、「循環器障害」（不整脈、胸痛、息切れ、心房細動）、「消化器障害」（腹痛、下痢、便秘）、「性的不能」（勃起不全、インポテンツ）――これで飲むのは、ばかばかしい。

■「ノルバスク」：肝臓障害、不整脈、失神、心房細動など

ファイザー社製の「降圧剤」です。その「添付文書」には、重大副作用として恐ろしい症状が、ズラリ並んでいます。「肝機能障害」（黄疸、腹水など）、「血球異常」（白血球減少など）、「心臓障害」（不整脈、失神、心房細動、徐脈など）、「胃腸障害」（おう吐、下痢、胃腸炎など）……。まず肝臓障害が現れるのは、このクスリが〝薬毒〟だから。様々な心臓症状は、「降圧剤」で心臓病に負担がかかっている結果です。

――菜食者（ベジタリアン）の血圧は老後でも若者並み。動脈硬化と無縁で血管が柔らかいからです。少食者も同じ。つまり、菜食、少食こそがベストの生き方なのです。

2　血糖降下剤より、玉ネギを食え！

●五大原因を改善すればすぐ治る

「血糖降下剤は〝毒〟です。それより玉ネギを生で食べましょう。血糖値はみごとに下がります。こちらは安上がり、副作用なし、栄養もとれる！」（鶴見隆史医師）

そもそも糖尿病の五大原因は①食べ過ぎ、②ストレス、③運動不足、④動物食、⑤砂糖。です。まず①食べ過ぎだから「食べなきゃ治る！」。あたりまえすぎます。次は②ストレス。こちらは「悩み過ぎ」。ストレスは血糖値をあげます。深く、ゆっくり呼吸をすれば、悩みは消えていきます。③運動不足。解消法はかんたん。一日五秒以上、筋肉を思いっきり力をこめる筋トレをやります（アイソメトリックス）。④動物食。肉好きの糖尿病死は、菜食者の四倍です。ベジタリアンにシフトしましょう。⑤砂糖（甘いもの）。とくに、白砂糖は〝猛毒〟です。白米、精白小麦などは黒糖、玄米、地粉、ソバなどにきりかえましょう。これらを実行すれば、重度糖尿病でも、いやでも治ります（参照、拙著『食べなきゃ治る！　糖尿病』三五館）。だから、化学物質の〝薬毒〟で、無理に血糖値を下げる血糖降下剤、インスリン注射などは、やってはいけません。

なお、一五年間、糖尿病で苦しみ、一日三回のインスリン注射に依存していた岡田正史さん（六三歳）は、一日一食の実践で、わずか半年で完治させています。

――以下のように、血糖降下剤は猛毒です。「糖尿病は治らない」という医者のウソに、だまされてはいけません。

■「ジベトス」：酸血症、低血糖症、暴力衝動からガン死へ

「添付文書」の「警告」に「重篤なアシドーシスあるいは低血糖症を起こす」とあります。「重篤」とは「死ぬこともある」という意味です。「アシドーシス」は「酸血症」とも呼ばれ「血液が酸性に傾く」ことです。重症のばあい急死することもあります。「低血糖症」は「血糖値が極端にさがった状態」。その症状は「動悸、頭痛、視力減退、昏睡、暴力衝動など」が現れます。低血糖になると血糖値をあげるため、〝怒りのホルモン〟（アドレナリン）が分泌されます。それは、毒蛇の〝毒〟の三、四倍という毒物。だから、「ムカつき」「キレる」のです。アメリカ刑務所の囚人の約八割は低血糖症……という報告もあります。ジャンクフードで低血糖症になり、そして、暴力的になったのです。

さらに、血糖降下剤が無理に血糖値を下げると、ドロドロに沈殿した血糖が、毛細血管を詰まらせ、脳梗塞や心筋梗塞などの引き金になります。そうして、この血行不良は全身臓器の低酸素、低栄養、低代謝を招き、万病の原因となります。そして、最悪ケースが発ガンです。

血糖降下剤を飲み続けると、そんな恐ろしい結末が待っているのです。

3　コレステロール低下剤、下げたらアカン！

●〝基準値〟下げてエモノごっそり

なぜ、日本に寝たきり老人が多いのでしょう？

その原因のひとつがコレステロール低下剤です。病院で血液検査を受けたら「コレステロールが高め。高脂血症ですね。コレステロール低下剤を処方します」と医者に言われても、ハイと言ってはいけません。政府（厚労省）は、こっそり、血中コレステロール〝基準値〟を二六〇から二二〇に下げていたのです。ハードルを下げれば、それだけ〝エモノ〟がかかる。高血圧と同じ仕掛けワナです。

世界でもっとも売上げの高い薬がコレステロール低下剤「リピトール」（ファイザー製）です。二〇〇六年には、約一兆五七三四億円も売り上げています（一ドル：一一〇円換算）。「コレステロールを下げる」という謳い文句で、目のくらむ荒稼ぎ。そもそも、コレステロールを薬物で無理に下げる必要があるのでしょうか？

私の手元に『コレステロール――嘘とプロパガンダ』（M・ロルジュリル著　浜崎智仁訳　篠原出版新社）という本があります。そこでは、製薬マフィアが薬の売上げのため、〝コレステロール悪役説〟をでっちあげ情報操作した悪事を克明に告発しています。

最新報告では「コレステロールが低いほど死亡率が高い」という全く逆のデータも明らかに

なっています。

『下げたら、あかん！コレステロールと血圧』（日本評論社）で警鐘を乱打するのは浜六郎医師。同医師はコレステロール低下剤で、毎年、少なくとも一万人が死んでいる、と警告する。コレステロールは、人体にとって貴重な活動エネルギー源です。それを無理に下げる。すると、身体は筋肉を溶かして、なんとかエネルギー源にしようとします。これが横紋筋融解症です。そのため、脱力、倦怠感に襲われ、車椅子生活になった若者もいます。さらに筋力が低下して、最後は寝たきりになってしまうのです。

■「メバロチン」：最後は寝たきり、死も覚悟したほうがいい

これは日本のコレステロール低下剤ベストセラーです（第一三共）。

その「添付文書」を一読、「副作用」の多さ、凄まじさに、仰天するでしょう。

「横紋筋融解症」（筋肉が溶け衰弱）、「筋肉痛」（筋肉が溶けるため発症。ここで消炎鎮痛剤を打たれ患者は急速に悪化する）、「脱力感」（筋肉が溶け、だるい、慢性疲労などが起こる）、「急性腎不全」（溶けた筋肉成分たんぱくが腎臓に集中。重度腎不全で急死する）、「肝障害」（薬毒メバルチンを肝臓で分解処理できず発症）、「黄疸」（肝機能低下で、胆汁色素が全身にまわり黄色くなる）、「血小板減少症」（臓器内出血で死亡することもある）、「紫斑・皮下出血」（血小板減少で起こる）、「筋症（ミオパシー）」（筋肉が侵されていく症状）、「末梢神経障害（過敏症）」、「血管炎」（全身発熱。顆粒球が血管内皮を攻撃して発症）……。

4　抗うつ剤で自殺リスクは一〇倍に！

●「パキシル」（抗うつ剤）――勇気ある告発を行ったヒーリー博士

あなたがうつ状態で病院をたずねます。すると、たいていの精神科医は、「パキシル」を処方します。これはSSRIと呼ばれる新しい抗うつ剤です。第三世代と呼ばれます。それなら、古いタイプより効くのでは？　と思ってしまいますよね。ところが、この世代の抗うつ剤に、とんでもない恐怖が潜んでいたのです。

それは、処方、服用すると従来タイプのクスリより「自殺を一〇倍に増やす」という戦慄の副作用……。

この驚愕事実を解明したのは英国の精神科医ディビッド・ヒーリー博士です。彼は徹底した調査研究で、ついに衝撃事実を明らかにしたのです。その詳細は著書『抗うつ薬の功罪』（みすず書房）に書かれています。分厚い本ですが、うつ病の患者さんを抱える家族の方には、一読をおすすめします。また、精神科のお医者さんたちにも、ぜひ読んでいただきたい。あなたがたが、気楽に処方している第三世代の抗うつ剤に、これほど戦慄の〝毒性〟が潜んでいるのです。

●「自殺」「昂奮」「攻撃性」を警告

ヒーリー博士は、この新型抗うつ剤の自殺リスクを解明し、公表したため大学を解雇される、という憂き目にあっています。真実を追求する研究者にたいして、医学利権は、これほどまで過酷な仕打ちをするのです。しかし、博士の勇気ある告発により、世界中の政府は、その新型抗うつ剤の〝危険性〟を無視できなくなりました。いまや、日本の厚労省ですら「パキシル」などＳＳＲＩ製剤には「自殺企図」など〝自殺の恐れ〟が高まることを「警告」することが、義務づけられています。

さらに「添付文書」は、「他害行為」「昂奮」「攻撃性」など「注意」も明記しています。

●通り魔、理由なき犯罪の温床？

これら新型抗うつ剤は、難しくいうと「セロトニン取り込み阻害薬」と呼ばれます。セロトニンは、神経ホルモンの一種で、別名〝理性のホルモン〟と呼ばれます。うつ病患者はセロトニン低下がみられることから、脳内でこのホルモンを活性化させれば、うつは治るだろうという発想から開発されたのです。しかし、所詮は化学毒です。それを脳内に取り込めば、さまざまな神経毒性が脳活動を混乱させるのは、子どもでもわかります。

脳は昂奮し、自らを攻撃すれば自殺、他人に向かえば他殺……。最近、通り魔や一家惨殺など、理由なき暴力、犯罪が多発しています。犯人に共通するのは九割以上が精神科に通院歴あり……です。彼らは、まちがいなくこれら向精神薬の処方を受けているのです。

5　精神安定剤……「抗不安薬」で〝不安〟になる！

●錯乱、幻覚、依存性、そして死亡例も

アメリカでもっとも売れている精神安定剤（抗不安薬）があります。商品名は「ジアゼパム」。その医師向け「添付文書」には、次のように書かれています。

▼適応症：不安、疲労、うつ状態、激しい感情の動揺、震え、幻覚、骨格筋のけいれん。

▼副作用：不安、疲労、うつ状態、激しい昂奮状態、震え、幻覚、骨格筋のけいれん。

あきれたことに「適応症」と「副作用」が、まったく同じなのです。この場合、患者は「不安」になったら、どうすればいいのでしょう。精神安定剤を飲むと、その副作用で、さらに「不安」になります。「うつ」「興奮」も同じ。つまり、処方するほど、飲むほどに症状がひどくなる。それが、向精神薬の正体なのです。こんな、子どもだましのペテン、トリックに世界中の人々は、気づきもしない。医者、製薬会社は、笑いがとまりません。

具体的に、飲んではいけないクスリをあげます。

■「インデラル錠」：副作用は、不安、失神、不整脈、呼吸困難

「あがり症に効く」という効能で売られています。この薬剤は血圧を下げ、高血圧症や、狭心症治療などに使われるもの。それが、なぜ「精神安定剤」として売られているのでしょう。

主成分、塩酸プロプラノロールが「心臓脈拍を抑え、血圧安定し、気分が落ち着く」という。しかし、失神、不整脈、呼吸困難、血液異常、不安、抑うつ……など、恐怖の副作用が警告されています。精神安定剤を飲んで「不安」になる。ばかばかしい話です。

■「アサシオン」：錯乱、幻覚、催奇形性、死亡例も

これは向精神薬に分類されます。医者は不眠症患者に「睡眠導入剤」として処方します。「添付文書」には「健忘（もの忘れ）」が起こる、と「注意」しています。さらに恐ろしいのは「重大副作用」として、薬物依存、錯乱、幻覚、肝機能障害、催奇形性など……ショッキング症状がズラリ。さらに「過量投与では、錯乱、言論異常を起こし、致命的な悪性症候群を発症し、死亡例もある」（「添付文書」）。

あなたは、これだけの戦慄リスクを冒して飲む気になりますか？

●〝体毒〟〝薬毒〟を断食デトックス！

最近、パニック障害などで「抗不安薬」などを処方される人が増えています。しかし、これら精神安定剤には、恐ろしい副作用が潜んでいます。その毒性について、医者はまったく教えてくれません。「不安」「うつ」など〝心の病〟も、脳にたまった〝体毒〟が原因です。盲点はシックハウスなど、化学建材から出る化学物質の毒性です。自然住宅などに引っ越すこと。またクスリを飲むと医薬品の〝薬毒〟が〝体毒〟に加わります。症状が悪化するのは当然です。

まずはファスティング（少食、断食）でデトックスです。

6　睡眠薬……やめられないドラッグ中毒へ

●覚せい剤と同じ依存症

「眠れない」。いわゆる睡眠障害を訴える人が増えています。医者に行くと、まちがいなく睡眠薬を処方されます。

■「ハルシオン」：うつ病、幻覚、記憶障害そして不眠！

睡眠薬の代表格のクスリです。「添付文書」には「向精神薬」「習慣性医薬品」とハッキリ書いています。つまり「中毒性がある」と「警告」しているのです。

さらに「重大副作用」の項目には「薬物依存」「離脱症状」の注意書もあります。わかりやすくいえば「飲み始めると止められなくなりますよ」といっているのです。

その「副作用」もすさまじい。「意識障害、勃起障害、むくみ、せん妄（妄想）、興奮、意識レベル低下、呼吸抑制、けいれん、横紋筋融解症、アナフィラキシー様症状、もうろう状態、抑うつ、神経過敏、歩行異常、排尿異常……」（『薬の手引き』小学館）

これら「副作用」に「不眠」とあるのには苦笑です。睡眠薬で「不眠」とは、笑えますね。

海外でも「ハルシオン」は「うつ病」「幻覚」「記憶障害」など起こすため、一時販売停止となった、いわくつきのクスリ。これだけの、すさまじい副作用リスクを侵しても飲む気になりますか？「眠りの代償」として、あまりに危険すぎます。だから、この「ハルシオン」はぜったい飲んではいけません。

市販薬でも、「睡眠導入剤」「睡眠改善剤」などの名称で、さまざまな〝睡眠薬〟が売られています。しかし、ていどの差こそあれ、数多くの副作用が警告されています。

●夜一〇時にはベッドに入る

「眠れない」最大の原因は、なんでしょう？

それは「寝る必要がない」からです。私の尊敬する沖正弘ヨガ導師は「眠れないなら、起きていろ」と諭《さと》します。私の先輩が「夜眠れない」と悔やんでいました。「うらやましいですね。その分、仕事ができるじゃないですか！」と言ったら、キョトンとしていました。眠れないなら、その時間がありがたい、と思って仕事をすることです。体は、睡眠を必要とすれば、いやでも眠くなります。

「勤めがあるから、起きてるわけにはいかないよ」

そんなかたも、いるでしょう。「眠れない」もう一つの原因は、からだのリズムの乱れです。タレントの黒柳徹子さんは夜一〇時にはベッドに入ることで有名です。「一〇時から夜中の二時は、体の細胞が入れ替わるゴールデンタイムなのよ」。だから、遅くとも一〇時には布団に入ることですね。すると、不思議なくらい早く眠りに落ちます。

7 「タバコがやめられる！」禁煙補助薬の怖いワナ

●「禁煙外来」で待つ恐怖のワナ

「お医者さんで、禁煙できる」

このテレビCMを見たことがあるでしょう。いわゆる「禁煙外来」です。そこで処方されるのが「禁煙補助薬」です。「医者の処方で禁煙なら、ラクそうだな……」と、病院を訪ねるひとも多いでしょう。しかし、そこには恐怖の落とし穴があったのです。

■「チャピックス」：自殺、攻撃、敵意、興奮……恐怖の副作用

世界最大の製薬会社ファイザー社製です。医者によれば「朝夕二回服用するだけで止められる」という。では、どうして、タバコが止められるようになるのでしょう？

そのメカニズムは「成分が脳に直接作用して、脳がタバコを不快に感じるようになる」という。つまり、その正体は向精神薬なのです。その「添付文書」の重大副作用を見ると、腰を抜かします。「警告」として……「自殺念慮」「自殺」とは……！「念慮」とは「自殺したくなる」という意味です。じっさい、アメリカでは自殺者が数百人も出た、ということで集団訴訟まで起こされている。さらに……「攻撃的行動、敵意、精神障害、行動・思考の変化、興奮、焦燥」なども「警告」されています。

この「禁煙補助薬」の正体は、まさに覚せい剤に通じる向精神薬そのものです。「タバコがやめられる」と気楽に構えていたお父さんもビックリでしょう。ぜったい、飲んではいけない薬です。

■「ニコチネル」：〝ニコチン・パッチ〟で禁煙を！

これは、「経皮吸収ニコチン製剤」です。いわゆる〝ニコチン・パッチ〟。喫煙者は一種のニコチン中毒におちいっています。つまり、ニコチン依存症です。体内でニコチンが切れるとイライラなど禁断症状が現れます。だから、一服吸いたくなる。そのくりかえしで、タバコがやめられない。〝ニコチン・パッチ〟は、皮ふからニコチンを体内に吸収させて、この禁断症状をやわらげて、禁煙をやりやすくしてくれます。「添付文書」によれば、この「ニコチネル」は、重大副作用は「アナフィラキシー様症状」のみです。これは、アレルギー症状で、ふつうの人には、ほとんど問題ありません。同じ禁煙補助でも、「チャピックス」の仰天副作用にくらべれば、こちらのほうが、はるかにおすすめです。

■「ニコレット」：ニコチン配合の〝禁煙ガム〟

いわゆる〝禁煙ガム〟です。ニコチンが配合されており、やはり〝ニコチン・パッチ〟と同様に、禁断症状を緩和して、禁煙をサポートするのです。ただし「禁煙補助剤」に指定されているので、ガムとはいえ医師の処方が必要です。「添付文書」には「口内炎、のどの痛みなど違和感を覚えたら中止」とあります。パッチ同様、こちらの方がまだ安全です。

8 「アリセプト」飲むほどに認知症は悪くなる

●認知症、増えているより、増やしてる

認知症が増えています。これは、政府発表でも明らかです。

しかし、これは「増えている」というより「増やしている」。つまり、〝認知症〟と診断された患者が増えるほど、認知症〝治療薬〟が売れるからです。

これは、メタボ、高血圧、糖尿病、高コレステロール症とまったく同じ〝仕掛け〟です。

患者が増えて儲かるのは、製薬会社だけではありません。精神科医も儲かる。精神科クリニックも儲かる。だから、彼らは共同して認知症患者を「大量生産」しているのです。

私の親しい後輩の新聞記者が、長らく会社を休職しているので心配して自宅に電話してみました。すると、本人いわく、「病気と診断されたので休職している」という。

病名を聞くと、いいにくそうに「アルツハイマー痴ほう症というんだ」。

電話の受け答えも、まったくこれまで変わらず、正常です。私は、直感したものです。

これは、病人狩りのワナにつかまったな……。

さて――。あなたが、いったん認知症と〝診断〟されたら、次に、病院で必ず認知症治療薬を処方してきます。

●「効くか、効かないか判らない」とは！

■「アリセプト」：失神、心不全などを起こす単なる毒物

これは代表的な認知症の治療薬です。ということは、ベストセラー。つまり、認知症利権の〝かたまり〟ですね。

その「添付文書」の〝効能〟をみると「アルツハイマー型認知症における認知症症状の進行抑制」とあります。「症状が改善するとは、一言も書いていません」。さらに、次を読んであきれはてました。

「本剤が、アルツハイマー型認知症の病態そのものの進行を抑制する、という成績は得られていない」……とは！　つまり「効果がある……という証明はいっさいない」と堂々と書いている。「効くか？　効かないか？　わからない」と正直に書いた「添付文書」は初めてです。

これでは「この薬は、アルツハイマーにいっさい効きません」と白状しているのと同じです。よくもまあ、こんな〝クスリ〟が認可されたものです。

アメリカを始め、各国政府は、すべてロックフェラー財閥など〝闇の勢力〟が支配しています。だから、〝効かない〟クスリを認可させることなど、朝飯前なのです。

あなたはメーカーが「効果は判らない」と白状しているクスリを飲む気になりますか？

さらに、恐ろしい副作用「失神、心筋梗塞、心不全、消化性かいよう、十二指腸かいよう穿孔（穴があく！）、消化器出血、肝炎、肝機能低下……」。

つまりは、症状には効かず、恐ろしい毒作用だらけのたんなる〝毒物〟なのです。

9　パーキンソン病、運動障害なのに向精神薬とは！

●モハメッド・アリを悩ませた病

パーキンソン病も、精神疾患の一種です。私のいとこも、そう診断され向精神薬漬けにされ、見る影もなくやせ衰えています。私は、彼も〝ワナ〟につかまったと、みています。

そもそもパーキンソン病とは、高齢者に多く発症する疾患です。近年では、かつてのヘビー級ボクサー、世界チャンピオン、モハメッド・アリが晩年に患っていたことが有名です。

その原因については、脳の神経細胞の変性による……と、言われています。

しかし、くわしい原因は、いまだ不明とは、どうももどかしい。

この病名の由来は、一八一七年、英国のJ・パーキンソン医師が症例を論文で発表したことから命名されたのです。その症状は「安静時のふるえ」「前傾姿勢」「突進現象」「筋肉硬直」などが特徴的です。現在では、脳中心部「中脳」の「黒質細胞」で分泌される神経ホルモン、ドーパミンが減少することで、発症する、という説が有力です。ドーパミンは、別名〝感動のホルモン〟とも呼ばれています。映画や芸術で感動した気分のとき、血中濃度が高まることが知られています。そして、「ドーパミン分泌量が通常の二〇％以下になるとパーキンソン病症状が現れる」といいます。

●断食、菜食、温浴、呼吸、冥想のすすめ

診断基準は「ふるえ」「歩きにくさ」「動作が遅い」「体のこわばり」……。

安保博士（前出）は「ふるえは、血流促進のため」という。なのに〝薬毒〟投与は交感神経を緊張させ血流をさらに阻害、症状を悪化させます。わたしは病因は「黒質細胞」部分に〝体毒〟が沈着しドーパミン分泌を阻害している、と考えます。「万病は〝体毒〟から生じる」からです。ヨガは「ファスティング（断食）は、万病を治す妙法」と断じています。だから、パーキンソン病の〝治療〟もまずファスティングで少食、断食、菜食を試みることです。すると、脳内毒素が、デトックスされ、ピュアな「中脳」が回復し、ドーパミン分泌も正常になるはずです。

ところが、現代医学は、パーキンソン病患者に、向精神薬を投入して、治療しようとしている。〝体毒〟に〝薬毒〟を加えれば、毒素の害は二倍です。これで、病気が治るはずはない。子どもでもわかるリクツです。

以下、パーキンソン病治療薬です。運動機能障害なのに向精神薬を投与するのは疑問です。断食の他、温浴、呼吸、冥想などで交感神経を静め、血流改善が効果的でしょう。

■「コムタン」：死ぬ恐れの悪性症候群が怖い

「ドーパミン増加」を目的とする向精神薬。しかし、副作用が怖い。「悪性症候群（死亡例続出）、肝臓障害、せん妄、意識変容、胃かいよう、急性腎不全、高血圧、低血圧、白血球減少、

被害妄想……」など多くて書ききれない（『成分から調べる医薬品副作用報告一覧』）。

10 抗ガン剤――正体は〝増ガン・薬殺剤〟

●抗ガン剤から助かる二冊の本

「ガン治療受ければ余命三年、受けなきゃ一二年六か月」（ジェームス報告）

その最大の理由は、抗ガン剤投与を受けなかったからです。

わたしが『抗ガン剤で殺される』（前出）を書いて一一年が過ぎました。今や、クチコミで「抗ガン剤は超猛毒」「ガンを治せない」「患者を無残に殺す」……その事実が、広く知られるようになってきました。また、抗ガン剤のルーツは、毒ガス兵器（マスタードガス）という衝撃も、次第に広まっています。

しかし、〝洗脳〟され、ガン治療を盲信している人も、まだ数多くいます。そんな人は「ガン治療の過ち一〇大証拠」を、もういちど、思い出してください。

この『抗ガン剤で殺される』と、『抗ガン剤の悪夢』（花伝社）の二冊をおすすめします。なかには「本を読むのは、苦手で……」と頭をかくひともいます。

しかし、命がかかっているのです。あなたの命にスペアはありません。愛するひともそうです。かけがえのない命が助かるのです。一冊や二冊の本を読破できずに、どうします。とにかく、お医者サマだより、他人だよりは、やめることです。

また肉親の抗ガン剤を止めさせると、日頃、付き合いのない伯父さんあたりが、怒鳴りこんできます。「どうして止めたんだ！　お母さんを殺すつもりか?!」。

そんなときには前書二冊を、その無知な石頭の面前にたたきつけてやりなさい。〝洗脳〟で右往左往するのは、愚かで悲しいことです。

現在も、抗ガン剤の約八割は、マスタードガス原料の抗ガン剤といわれます。その〝毒ガス〟の超猛毒に全身臓器の悲鳴が聞こえてきます。

■「エンドキサン」：けいれん、昏睡、血尿、ショック死

毒ガス系抗ガン剤は、どんなガンにも無差別投与されます。入院したら必ず打たれると覚悟すべきです。その重大副作用は、まず「けいれん」「意識障害」「昏睡」。猛毒を注射するのだから、当然の反応です。さらに「ショック」（急激な血圧低下、呼吸困難さらに急性アレルギー）。このショックで死亡することも。「血尿」（出血性ぼうこう炎を発症）。「白血病治療では三五％に血尿」（「添付文書」）。「中毒性表皮壊死症」（抗ガン剤の細胞毒で皮ふがドロドロに溶ける）。「間質性肺炎」（致死性あり）。「心筋障害」（心不全の危険）。その他の副作用――疼痛（刺す痛み）／ウイルス性脳炎／肝機能異常／黄疸／腸閉塞／無精子症／卵巣機能不全／たんぱく尿／むくみ（浮腫）／腹痛／便秘／下痢／皮膚炎／運動失調／肺水腫／心悸昂進／心電図異常／低血圧／高血糖……。

超猛毒を注射されたため、ガン患者の全身の臓器が悲鳴をあげている。そして、衰弱したガ

ン患者は次々に息をひきとる。まさに、それこそ人間の大量屠殺そのものです。

11 白血病〝治療薬〟——そもそも〝ガン〟ではない

●「骨髄造血」はウソ！「腸管造血」が正解

白血病は〝血液のガン〟という。「それは断じてまちがい」と主張するのは大沼四郎博士（名古屋、ナチュラルメディスン代表理事）。著書『がんの盲点』（創英社）は「白血球細胞とは疲労、ストレスで疲弊、死んだ白血球（顆粒球）」という。だから高熱が続くのは「白血球を正常に増やそうとする」生理反応。よって安静にしておればよい。つまり「高熱」こそは治癒反応なのです。ところが現代医学は高熱が長く続くと〝白血病〟と勝手に診断してしまう。「白血病は骨髄での造血機能の障害と言われている。しかし、骨髄造血されている、という正式論文は、この世に存在しない」（大沼博士）

血は「骨」でなく、「腸」で造られる（「腸管造血」千島・森下学説）。なのに、誤った「骨髄造血」を盲信した現代医学は、白血病を〝造血組織、骨髄に発病した悪性腫瘍〟と、まったくかんちがいしているのです。

●ガンでないのに抗ガン剤の狂気

致命的過ちは、まだ続く。医者は、驚くことに患者に「解熱剤」を大量投与する。

解熱剤は、すさまじい〝薬毒〟です。交感神経は、さらに緊張し、血流は阻害され患者のストレス・疲弊症状は悪化します。すると、医者は「熱がどうしても下がらない！」と叫ぶ。はっきりいって、馬鹿そのものです。

猛毒、解熱剤の投与で、白血病症状は、さらに加速、悪化します。〝治療〟が白血病を重症化させているのです。

すると医者たちは仰天治療に取り組みます。骨髄移植です。「血球細胞は、骨髄で造られているので、健康な骨髄を移植すれば、健全な血球細胞が生まれる」という発想なのです。「血は骨髄で造られる」とウソを教えられた悲劇、いや喜劇です。

次に、超猛毒の抗ガン剤が打ち込まれます。ガンでないのに抗ガン剤注射とは……!?

この時点で、患者はバタバタ、毒殺されていく……。

そうして、生き残った患者に打ち込むのが最終猛毒の抗ガン剤「マイロターグ」です。

■「マイロターグ」：致死率九割！　薬価一グラム四八〇〇万円

その毒性「臨床報告」には卒倒します。「投与患者九〇・五％が死亡した」。つまり、致死率九割強。白血病患者一〇人中九人が、確実に〝殺されます〟。「添付文書」は「毒薬」と正直に明記しています。それを疲弊しきった患者に打つ。もはや、悪魔としかいいようがない。メーカー、ファイザー社は、その毒性の凄まじさに驚愕。欧米での認可を自ら取り下げています。

しかし、日本だけは販売続行！　その理由は一グラム四八〇〇万円というボロ儲けの薬価にあります。黄色人種はいくら殺してもかまわない、というのでしょう。

12　解熱剤「タミフル」で自殺の異常

●トラック飛び込み、マンションから自殺

「笑いながらトラックに飛び込んだ」

衝撃証言があります。これは、「タミフル」を投与された少年の最後の姿です。

「タミフル」は、かつてインフルエンザの〝特効薬〟として鳴り物入りで日本に大量輸入されたクスリです。「熱を下げる」解熱剤のはずが、投与した患者に、異常行動が続出し、社会問題となった。たとえば「直後に、マンションのベランダから飛び下りて墜落死」など。

二〇〇七年、厚労省の発表は衝撃の一言です。

「タミフル販売以来、一三七七人もの害（副作用）報告があり、うち五六七人は、命に関わる重篤な精神神経症状に襲われた。さらに、二一一人は異常行動をともない、さらに「服用後」の「副作用死」は七一人にもたっしていた……。しかし、わずか四例をのぞき、これらは「タミフルと因果関係はない」と同省は結論づけたのです。耳を疑います。

●錯乱、自殺……脳を狂わす向精神薬だ

医師や医療機関は、副作用事故が発生したとき、厚労省への情報提供が求められています。

しかし、法的義務はいっさいない。医療事故情報を監督官庁に正直に、どれだけの医師が報告するでしょう。米国の調査でも、副作用情報を報告するのは一〇〇人に一人以下。

こころみに「タミフル」被害に一〇〇を掛けると、とてつもない被害数となり、愕然とします。浜六郎医師（前出）は、厚労省の「結論」を批判しています。

「合計八〇人の死亡者中、五〇人が突然死あるいは突然の心肺停止である」

解熱剤のはずの「タミフル」で、どうして異常自殺が続発したのか？　突然死が続出したのか？　じつは〝解熱剤〟をうたいながら、「タミフル」の正体は、向精神薬だったのです。「脳の発熱中枢をマヒさせて熱を下げる」。つまり、覚せい剤と同様に、脳に強く作用する。だから脳を狂わせ、精神錯乱や幻覚幻聴で自殺したり、呼吸停止で突然死したのです。

さらに、スキャンダル噴出。「因果関係」を否定した厚労省・研究班の担当医師が、メーカー中外製薬から一〇〇〇万円の寄付をもらっていた！　その後も「タミフル」を飲ませた幼児が、睡眠中に突然死した、などの悲劇が続出しています。

●アメリカに欠陥薬を押し売りされた

現在、厚労省も因果関係を認め「添付文書」で「異常行動」「事故防止」を喚起しています。

そもそも、世界中の「タミフル」在庫の約九割が日本に集中していることが異常です。開発したのは米国の元国防長官ラムズフェルトが大株主の製薬会社。当時の小泉政権が、そのアメリカ側からの圧力で数百億円もの予算で欠陥「タミフル」を売りつけられた、というのが真相なのです。

13　ＥＤ改善薬「バイアグラ」もヤバイぞ……

●心臓病治療薬が勃起促進薬に変身

男性諸兄ならおなじみの「バイアグラ」。メーカーは、世界最大手ファイザー社です。

もともとは狭心症の治療薬として開発されていた。しかし、心臓病には効果なく、開発中止に。ところが被験者に、勃起促進する思わぬ作用が見られたので、急きょ、開発目的が変更され、再度ゴーサイン！　こうして、世界初の「勃起不全治療薬」が開発されたのです。これは、世の悩める男たちには福音となり、同社は莫大利益を得たのです。

しかし、ハッピー・ニュースばかりではない。

狭心症治療を受けている男性が、服用して性行為を行った直後に心停止で死亡……。

このような〝腹上死〟が続出して、世間を騒がせたのです。

こうなると、お楽しみも、命懸け……！

ファイザー社は「心臓病の薬を服用している人」への注意を呼びかけています。

「バイアグラ」は、医師の処方が必要な薬です。しかし、かんたんな問診だけで処方され、一剤が約一五〇〇円。さらに世界で得体の知れない〝ニセモノ〟も出回っているので要注意です。

●頭痛、頻脈、錯乱、失神から心筋梗塞まで

■「バイアグラ」：腹上死だけではない、さまざまな副作用

承認時に、国内臨床試験一五七中六五例（四一・四％）に副作用・異常が認められています。それらは「血管拡張」（ほてり等）、「頭痛」……など。

その他、副作用報告として……「動悸」「頻脈」「胸痛」「不整脈」「失神」「低血圧」「心筋梗塞」「めまい」「混迷」「神経過敏」「下肢けいれん」「緊張昂進」「錯乱」「思考異常」「神経炎」「異常感覚」「神経症」「不安」「記憶力低下」「不眠症」「無気力」……など。

神経症状が、多岐にわたっているのが、気になります。

その他、消化器症状として……「消化不良」「悪心」「胃腸障害」「腹痛」「おう吐」「えん下障害」（飲み込みにくい）、「下痢」「便秘」「胃炎」……など。

呼吸器系は……「鼻炎」「咽頭炎」「呼吸障害」「鼻づまり」「ぜんそく」「気道感染」「鼻出血」「副鼻腔炎」など。

筋・骨格系は……「筋肉痛」「関節痛」「背部痛」「骨痛」など。

皮ふ・感覚器は……「発疹」「発汗」「かゆみ」「脱毛症」「皮ふ障害」「紅斑」「視覚障害」「結膜炎」「眼のかわき」「視力低下」「味覚消失」「味覚異常」など。

――結論をいえば、副作用も全身多岐にわたっていることがよくわかります。

これらは内臓もバイアグラで様々な副作用を受けた結果でしょう。

14　「痛みどめ」（消炎鎮痛剤）は、絶対やめろ！

●「痛みどめ」が「痛みの原因」に

「医者が『痛みどめを出しておきましょう』と言ったら、絶対、断らなければいけません」

安保徹博士（前出）は、断言します。

「それは、『病をつくるクスリ』です。使い続けてはいけません」（『「薬をやめる」と病気は治る』マキノ出版）

「痛みどめ」は、頭痛、腰痛、ヒザの痛みから生理痛まで、病院ではよく処方されます。

それを安保博士は「断れ！」という。どうしてでしょう？

「痛みどめ」のクスリを、専門的には消炎鎮痛剤といいます。つまり、痛みのもとである「炎症」を「消して」「痛みを鎮める」という意味です。

これら〝痛みどめ〟には、大別して三種類あります。
①**「解熱鎮痛剤」（昔からある）**、②**「非ステロイド系・消炎鎮痛剤」**、③**モルヒネ（麻薬）**。
このなかでも、安保博士は「消炎鎮痛剤を使い続けてはいけない」とクギを刺します。その理由は……「消炎鎮痛剤」→「交感神経を緊張」→「血流障害を起こす」→「顆粒球が組織破壊」→「炎症を起こす」→「痛みが発生する」……という。
ナントまあ――痛みの原因は、〝痛みどめ〟だった――。

安保博士は断言する。

「痛みから解放されたかったら、痛みどめをやめなさい」

●万病を起こす「悪魔」のクスリ

〝痛み〟を引き起こすのは体内の「プロスタグランジン」という成分です。

「消炎鎮痛剤が、この成分を無理に抑えてしまうと、血管が閉じ、血流障害はさらに悪化し、知覚が鈍麻して痛みがおさまっても、根本要因である血流障害は改善されないままです」（安保博士）

患者は、痛みがとれると、やれやれと〝痛みどめ〟を飲むのをやめる。すると、体は血流を再開させるために、ふたたびプロスタグランジンを動員して血管を開く。また、痛みがぶりかえす。だから、また〝痛みどめ〟を飲む。まさに、いたちごっこです。

つまり、消炎鎮痛剤が切れた禁断症状が、〝痛み〟なのです。だから、患者は、痛みどめを手放せなくなる。つまり、病院がドラッグ中毒をつくっている。

「血流障害は、全身の細胞の活力を奪い、さまざまな病気を招きます。消炎鎮痛剤を常用している人のなかには、血流が途絶えてしまうために〝冷え〟や〝耳鳴り〟〝めまい〟〝頭痛〟〝腰痛〟を併発している人が少なくありません」（安保博士）

低血流、低酸素、低体温は、万病の元凶です。そして、最後には、恐ろしいガンが発生してくるのです。

15　ステロイド（消炎剤）……とまらない、やめられない

●炎症をピタリ止める〝奇跡の薬〟

「ステロイド剤は、その劇的な抗炎症作用から、〝奇跡の薬〟ともてはやされた時代がありました」（安保博士）

この薬剤は、「炎症」を「消す」はたらきが強い。よって「消炎剤」と呼ばれます。

そもそも「炎症」とは、リンパ球の一種、顆粒球が侵入したバイ菌、ウイルスなど病原体を、活性酸素の〝炎〟で攻撃している状態を指します。

つまり、免疫細胞の顆粒球が、外敵を〝火炎放射器〟で焼き払っているのです。しかし、その〝炎〟は、敵だけに当たるわけではない。みずからの組織、細胞も炎で焼かれます。

だから、その部位は「発熱し」「腫れて」「痛む」のです。

これが、炎症の正体です。だから、文字どおり「炎の症状」と書くのですね。

●慢性濫用で〝悪の化身〟に変身

ところが……「ステロイド剤には、活性酸素を無毒化する働きがあります」と安保博士。その薬剤は「ありとあらゆる細胞の酸化反応を、一瞬のうちに食い止める」というから、スゴイ。つまり、〝火炎放射器〟の炎の元栓をストップ。炎は一瞬で消える。つまり、炎症は消え

る。文字どおりの素晴らしい〝消炎〟作用です。

だから、重度の火傷や、スズメバチに刺されたショック症状など、救命医療で、ステロイドは〝奇跡〟の威力を発揮してきたのです。

しかし、〝奇跡の薬〟は、慢性疾患にまで大量濫用されるようになってきた。

その最たるものが①アトピー性皮膚炎、②かいよう性大腸炎、③クローン病（小腸疾患）、④こうげん病……など。これらの病気にステロイド剤を使うと、最初は、組織炎症をとる〝善玉〟として大活躍します。ところが「ある時期から、組織を破壊する〝悪玉〟に変わっていく、のです」（安保博士）。

●中止で激しいリバウンドが襲う

なぜ、でしょう？　その秘密はステロイド剤の組成にあります。コレステロールと同じ脂質成分のため、漫然と使い続けると、体内に蓄積され、やがて〝酸化コレステロール〟に変身して、周辺組織を酸化していき、あらたな皮膚炎を起こすようになるのです。

まさに〝正義の味方〟が、〝悪魔の化身〟に変心してしまう。

焦った医師は、その炎症を止めるために、さらにステロイドを大量投与する。

こうして、ステロイド依存症がつくられていきます。患者が、このステロイド地獄から脱出するには、ステロイド投与をやめるしかない。ところが、ステロイドを止めた途端に、リバウンドという激しい禁断症状が襲う。急な中止は生命にも関わるという。

16　頭痛薬……治らぬ原因は〝頭痛薬〟だ

●薬をやめると頭痛は治る

「頭痛の原因は、頭痛薬だった」「クスリをやめると頭痛は治る」なんだか、笑い話ですね。しかし、この事実にまったく気づかず、長年頭痛薬を〝愛用〟しているひとが、大勢います。製薬会社にすれば、笑いがとまりません。まちがいなく、死ぬまで愛用してくれるからです。

頭痛の原因が頭痛薬――その事実を証明する病名もあります。

「薬物乱用頭痛」。つまり、文字通り、クスリによって引き起こされた頭痛です。

そのメカニズムは、消炎鎮痛剤のケースとまったく同じ。一時的に、痛みを感じなくさせるだけ。薬が切れたら、また痛くなる……を繰り返す。そこに「頭痛、××ではやく治そう！」とテレビCMがほほ笑む。

ズバリ『薬をやめたら頭痛が治る』（ワンツーマガジン社）という本もあります。

著者は、清水俊彦医師（東京女子医大・脳神経センター）。

●最後は「薬物乱用頭痛」に陥る

「鎮痛剤は、痛みを感じる神経の回路を断つだけ。痛みの原因である炎症そのものを押さえる作用はありません。ひんぱんに（頭痛薬を）使って、痛みだけをごまかしていると、〝効き〟が悪くなる。さらに、脳の神経細胞が過敏になって、ささいな刺激も『痛い』と感じるようになる」というのです。

さらに、頭痛薬も、〝薬毒〟なので交感神経を緊張させます。すると、血流が阻害され、痛みがさらに増す……という悪循環が始まる。

「薬で（頭痛を）抑えているつもりが、頭痛の回数が増えて、慢性化します。症状も悪化し、『薬物乱用頭痛』におちいってしまう」（清水医師『毎日らいふ』20号、要約）

●〝ドラッグ中毒〟の禁断症状

ここでも「治療が病気をつくる」「薬が病気をつくる」という医療マフィアの陰謀が存在します。まさに、知らぬは患者ばかりなり。これでは、飼いならされた家畜以下と笑われても仕方がない。長年の頭痛持ちの人は、胸に手を当てて、考えてみてください。思い当たることがあるはずです。

「四〇歳を越えて、月に五～六回以上、頭が痛くて、鎮痛剤（頭痛薬）が手放せないひとは薬物乱用頭痛の疑いがあります」（清水医師）

この〝頭痛薬〟が原因の慢性頭痛は、はやくいえば「頭痛薬の禁断症状」。患者は、頭痛薬の完全に薬物依存症なのです。つまり頭痛薬という〝ドラッグ中毒〟の禁断症状……。

それは、今日もテレビなどの頭痛薬の巧みなＣＭで大量生産されています。

17 分娩の〝止血用〟「血液製剤」もペテンだった

●止血効果はウソ、二〇〇万人がC型肝炎に

■「フィブリノゲン」（田辺三菱製薬）

出産時に、産婦人科では「血液製剤」も乱用してきました。その代表が「フィブリノゲン」です。「血液製剤」とは、読んで判るように「血液」を「原料」にした製薬です。ヒトの血液を原料にしている！　ここで、まず気になるのは感染症です。他人の血液は、さまざまな病原体に汚染されています。その典型がエイズや肝炎のウイルスです。

これら血液製剤の「医薬品添付文書」にも「感染症リスクを完全に除去することはできない」とはっきり「警告」しています。つまり「感染症の危険がある」と製薬メーカーも認めているのです。しかし、産婦人科の現場では、これら警告を無視して、何十年にもわたって、この血液製剤「フィブリノゲン」を妊婦に打ちまくってきました。

その目的は、いったい何でしょう？　この薬剤は「止血剤」と記載されています。

つまり、出産時の妊婦の出血を止める……という名目で乱用されてきたのです。

それも、何十年にもわたって……。

●被害者の裁判は軒並み棄却

そして、悲劇が発覚した時は、すでに手遅れでした。この「血液製剤」を注射された妊婦の多くが、深刻な感染症の一つC型肝炎に感染していたのです。犠牲者数は、推定でも約二〇〇万人……。病院側がカルテをすでに廃棄しているため、膨大な被害者たちは、闇の奥に葬り去られたままです。C型肝炎は、将来肝臓ガンに移行するリスクが極めて高い病気です。

多くの被害者たちが裁判に訴えました。そこで女性たちは、唖然とする事実を知らされるのです。なんと「フィブリノゲンには、いっさい止血効果はなかった……」。

まさに、有害無益のペテン薬。これは、明らかに重大なる医療詐欺です。医療事故つまり業務上過失ではなく、明らかな傷害罪です。

しかし、判決は残酷でした。ほんの一部の原告に、C型肝炎との因果関係は認めたものの大多数の裁判で「国、製薬会社に責任はない」と、訴訟はすべて棄却されたのです。

このクニの司法制度自体が、巨大企業の僕《しもべ》なのです。企業の権利の前には、国民の権利などは無きに等しいのです。

●血液製剤と感染症で荒稼ぎ

ちなみに、「血液製剤」自体が有害無益です。製薬業界では、それを〝ブラッド・ダイヤモンド〟と呼んでいます。タダ同然でプールに集められた〝血液〟が、極めて高価な〝薬剤〟に化ける。「血液製剤と感染症で病院は荒稼ぎ」「吸血ビジネスの総本山が悪魔的組織、日本赤十字です」（内海聡医師『血液の闇』三五館）。

18 子宮頸ガンワクチン「ガンを防ぐか不明」（厚労省）とは！

●接種拒否で親権剝奪の狂気

〝ワクチンは生物兵器〟――ほとんどの人が耳を疑い、絶句するでしょう。

詳細は、拙著『ワクチンの罠』（イースト・プレス）を、ぜひ一読ください。最近「子どもにワクチンを打たせない」という理由で親権剝奪された、というニュースを聞き、絶句。「拒否は児童虐待」と子どもを児童相談所が〝さらって〟いったそうです。もはやブラック・コメディです。人は、ここまで狂気に走るのです。ワクチン自体の感染症予防効果は、いっさい証明されていない（前出書）。

それとは真逆に、予防接種で感染症が爆発的に拡大した……という証拠は、それこそ、山のようにあります。つまり、人類は、ここで、またもやロックフェラー財閥など国際医療マフィアに〝だまされた〟のです。

●「効果は不明」（厚労省）とは……

ここでは、最悪ワクチン被害といえる子宮頸ガンワクチンについて、触れます。

■「サーバリックス」：「卒倒」「ケイレン」「痴呆」「脳脊髄炎」

受けた少女たちに「失神」「卒倒」「ケイレン」「痴呆」「脳脊髄炎」など重大副作用が多発し社会問題になっています。被害者の会まで結成され、厚労省も慌てて〝推奨〟を中止。このワクチン「添付文書」には「劇薬」とあります。これは、「時として死ぬ場合もある毒性をもつ」という意味です。インドでは同種ワクチンを一二〇人の少女に打ったところ四名が死亡……。

まず、医学者の間では「子宮頸ガンとウイルス（ＨＰＶ：ヒト・パピローマ・ウイルス）とは、まったく無関係」（鶴見隆史医師）という見解がほとんどです。その理由は「ウイルスに、ガンを起こす能力はない」。その証拠にＦＤＡ（米食品医薬品局）ですら「ウイルスと子宮頸ガンワクチンは無関係」と公表しています。さらに、驚くのは子宮頸ガンワクチンを強力に推進している厚労省も同ワクチンについての「解説」で、こう述べているのです。

「ワクチンと子宮頸ガンの関係は科学的に証明されていません」

ここまで読んだら保護者は怒り狂うべきです。「ガンを防ぐかどうか判らない」とは……‼

19　医者が出す「小児用」薬は、もっと怖い

●たかが風邪、子どもに〝毒〟を飲ませるな

子どもは、大人にくらべて体力、抵抗力は弱い。大人以上に注意して、できるだけ〝薬毒〟

を体内に入れないようにしなければなりません。

■「LL配合シロップ」（小児用）（第一三共）：風邪薬

世界の医学界で「風邪を治すクスリはない」が常識。「最良のクスリは〝ベッド〟である」。つまり「寝ていろ」。風邪に薬は不必要です。「寝ていれば治るのです」。たかが、風邪クスリでも、恐ろしい毒性があります。安易に大切な子どもに与えてはいけません。

この風邪グスリは、シロップ状にして、甘みをつけ子どもも飲みやすくしただけ。「添付文書」の冒頭に「劇薬」とあります。これは「毒薬」につぐ毒性がある……という意味です。主成分は鎮痛解熱剤「アセトアミノフェン」。それはスティーブンス・ジョンソン症候群（SJS）を引き起こす恐ろしい毒性成分です。SJSは重大副作用の一種で発症すると皮ふがただれて溶け、極めて致死率が高い。

さらに「添付文書」には「警告」として「重篤な肝障害が発症するおそれがある」と明記されています。その他、筋肉が溶けていく横紋筋融解症も起こします。このシロップにはフェナセチンも配合されています。それは「長期大量投与した動物実験で、腫瘍発生が確認された」と警告されています。

■「幼児用PL配合顆粒」（シオノギ製薬）：小児用風邪薬

やはり「添付文書」に「劇薬」指定の〝総合感冒薬〟。そして「重篤な肝機能障害」の「警告」があります。さらに注目は「ライ症候群」発症も警告されています。これは「ウイルス性疾患に引き続いて、ときおり起きる謎の病気で、突然のおう吐と発熱が特徴で、ひきつけ、昏睡から死にいたる可能性が、少なくとも発病の二〇～三〇％にある……」（『ワシントンポスト』紙、一九八二年二月一二日）。

さらに「乳児突然死症候群」（ＳＩＤＳ）の恐怖が目を引きます。乳児がまえぶれもなく、呼吸困難で突然死ぬという痛ましい病気です。

■「小児用アスピリン」（日医工）：小児用風邪薬

昔から使われる解熱剤ですが、脳出血、肝障害、胃かいよう、脳硬膜外血腫、小腸出血など、驚くほど数多くの副作用が警告されています（『医薬品副作用報告一覧』）。

■「小児用ラミクタール」（グラクソ・スミスクライン）：抗てんかん薬

「劇薬」でＳＪＳを警告。さらに「自殺念慮・自殺企図」の重大注意も。これは「自殺」に走るという意味です。「興奮・攻撃性・基礎疾患悪化」なども激しく恐ろしい。これらリスクを十分説明せず医師は投与しているはず。「添付文書」チェックをおすすめします。

第7章　テレビCM、市販薬も、飲んではいけない

1 薬のガイド『市販薬の危険度、調べました』

●一五〇品目を四段階で評価、徹底ランキング

『市販薬の危険度、調べました』（三才ブックス）という本をまとめました（二〇一四年一一月）。

副題は「ドラッグストアで二度と迷わない!! クスリのリスクを徹底調査」。風邪薬から栄養ドリンクまで、一五〇品を「飲んではいけない」または「飲んでもいい」に仕分けした画期的なガイドブックです。

この本では、市販薬を**「優」「良」「可」「不可」**の四段階に分類しています。

①**「優」**：副作用・添加物の心配がなく、おすすめできる。

②**「良」**：安全な薬を示します。副作用の心配はほとんどなく、添加物が少し気になる程度です。

③**「可」**：危険性は、それほど高くない薬を示します。副作用はあるものの軽度なので、それほど心配する必要はない。

④**「不可」**：危険性の高い薬を示す。起こりうる副作用が多かったり、重篤な副作用が報告されている。

その他、製品によっては、これら条件とは異なるものもありますが、本文で個別に解説して

います。

判定の情報源は、まず(1)「医薬品添付文書」です。これは、政府（厚労省）が薬事法にもとづき、あらゆる医薬品に添付を義務づけています。わかりやすくいえば「クスリの取り扱い説明書」です。製薬会社にも製造物責任が課せられます。とくに医薬品は、取り扱いによっては生命に直接かかわります。よって「効能」「用法」「用量」の他、「禁忌」（使ってはいけない場合）、「取り扱い注意」「警告」さらに「重大副作用」などの掲載が義務づけられています。市販薬にも「添付文書」として義務化されています。

(2)「副作用報告一覧」。これは、政府に寄せられた副作用を収録したものです。(3)学会報告・論文など。各々、学界が発表した臨床報告・知見などです。(4)政府公開資料。(5)メディア情報・各メディアが公開した情報など。

これら膨大な情報に基づき、著者が独自に判定したものです。あくまで主観に基づく判定であることは、『市販薬の危険度、調べました』でも断っています。

●「優」はわずか一つ。飲んでいいは皆無

とりあげた市販薬は「子ども用」「風邪・熱・痛み」「胃腸薬」「アレルギー・皮ふ」「疲れ・精神」「女性向け」さらに「処方薬」にも触れています。徹底精査し分析した結果、「おすすめ」の「優」は、わずか一品目「養命酒」のみでした。市販薬は予想以上に「重大副作用」リスクのある〝薬毒〟だらけ……。結論、飲んでいい市販薬は皆無です。

2　こども用風邪グスリはアブナイ！

●寝てれば治るのに……戦慄の副作用群を見よ

■「バファリン・ジュニア風邪薬」（ライオン）：死ぬ恐れもある副作用がズラリ

「添付文書」は「アナフィラキシーショック」（薬物アレルギーショック）、ＳＪＳ、肝機能障害、ぜんそく……など「重篤副作用」が「警告」されています。「重篤」とは「死ぬ恐れもある」という意味です。（不可）

■「キッズ・バファリンかぜシロップＯ」（ライオン）：三六三件もの副作用報告

生後三か月から七歳までの幼児用風邪グスリ。五種類の〝有効成分〟とは、別の言い方をすれば〝有毒成分〟です。幼児が飲みやすいよう〝甘み付け〟しています。

しかし、主成分のアセトアミノフェンには三六三件もの副作用が報告されています（『副作用報告一覧』前出）。多い順から①「肝障害」。②皮ふ粘膜眼症候群、③中毒性表皮壊死融解症、④薬疹、⑤肝機能異常……⑥ＳＪＳなど。あなたは、これだけの重大副作用リスクを、愛するわが子に負わせる気になれますか……。（不可）

■「パブロン」（学童用）（大正製薬）：ただ寝てれば完治するのに

五～一二歳の学童用、風邪グスリです。一日三回服用。効能は「風邪を治す」とは一行も書いていません。「発熱」「せき」「鼻水」「頭痛」「悪寒」「くしゃみ」「たん」「関節の痛み」「筋肉痛」の、あくまで〝緩和〟なのです。しかし、ベッドで静かに寝ていれば、やはり〝緩和〟し、こちらは〝完治〟するのです。

この「パブロン」にも、やはり副作用の激しい消炎鎮痛剤アセトアミノフェンが配合されています。「添付文書」でもＳＪＳ発症を警告。「……高熱、眼の充血、眼やに、クチビルのただれ、のどの痛み、皮ふの広範囲の発疹、発赤、全身がだるい……急速に悪化する」と警告しています。「悪化」は「死亡」も意味するのです。また、「死亡リスク」の腎障害を発症する恐れも警告されています。**（不可）**

■「ムヒのこどもかぜ顆粒」（池田模範堂）：覚せい剤と同じ作用で解熱

飲みやすいようイチゴ味。主成分はやはり危険なアセトアミノフェン。有効成分の八七％を占めています。「脳など中枢神経に作用して熱をさげ、痛みを抑制する」という。これは覚せい剤にも通ずる作用で、乳幼児や子どもへの投与は、論外です。重篤副作用として「アナフィラキシーショック、ＳＪＳ、間質性肺炎、肝機能障害、ぜんそく、腎機能障害、再生不良性貧血……」など死に直結する症状がズラリ。発症したらアウトです。**（不可）**

■「アルペンこどもかぜ薬Ｊ顆粒」（ライオン）：これでも飲ませますか？

やはり、前薬と同じ重大副作用がズラリ。さらに血圧低下、ケイレン、アナフィラキシーショック、意識変容、発熱、異常行動、吐き気、おう吐、排尿困難……など。**（不可）**

3　子どもに頭痛薬、痛みどめ!?　飲ませてはいけない

市販痛みどめの主成分は、ほとんどが消炎鎮痛剤アセトアミノフェンです。これは、痛みを解消するのではなく、血流を阻害して、神経をマヒさせ感じなくしているだけ。だから、効果が切れるとまたぶりかえす……こうして、薬物依存におちいっていくのです。

「薬をやめると体は血流を再開させ痛みがぶりかえす……いたちごっこ。血流障害は、酸素不足や代謝不足で細胞の活力を奪い、ガンなどさまざまな疾病の原因となります」（安保博士）

「痛み」は「修復しているので、動かさないように」という体のサイン。十分休息をとればイヤでも治ります。〝痛みどめ〟に頼ると、依存により慢性痛に悩まされます。

■「小児用バファリンＣⅡ」（ライオン）：つかうほど副作用地獄に……

「飲みやすいフルーツ味」の子ども用鎮痛剤です。安保徹博士（元新潟大教授）は「消炎鎮痛剤は絶対使ってはいけない」と断言します。理由は「交感神経の緊張」「血流障害」「炎症を起こし痛む」など。つまり、血流阻害で神経マヒさせ一時的に痛みを感じなくさせるだけ。常用すると血流障害で万病の元となるのです。さらに「脳症になり動物実験では死亡率一〇倍」という警告もあります。この「バファリンＣⅡ」にも重大副作用の「アナフィラキシーショック、ＳＪＳ、肝機能障害、ぜんそく発作」が警告されています。さらに「めまい、おう吐、食欲不

振、発疹、発赤」など。これらは〝薬毒〟を体が必死で排せつしようとする正常反応なのです。（不可）

■「バファリンルナJ」（ライオン）：痛みどめ、切れると怖い依存症

「小学生・中学生の生理痛・頭痛に効く」がうたい文句です。気楽に与えている親がいそうで心配です。その他の〝効能〟は「腰痛、筋肉・関節痛、打撲痛、歯痛、神経痛、発熱時の解熱……」など。しかし、毒性の強い消炎鎮痛成分で血流を止めて、一時的に神経マヒで痛みをごまかすだけ。薬が切れれば痛みは激しくなります。「添付文書」は「発疹、かゆみ、吐き気、おう吐、めまい、過度の体温低下などが現れたら、服用を中止し、医師・薬剤師に相談する」よう呼びかけています。

しかし、これら〝痛みどめ〟をいつも使っているとあらたな病気を発生させる悪循環に陥る恐れがあります。さらにアナフィラキシーショック、SJS、ガン、免疫力低下、肝機能障害、腎障害、ぜんそく、間質性肺炎、排尿障害、高血圧、不妊、手足の冷え、頻尿なども警告されています。とても子どもに飲ませるような薬ではありません。（不可）

■「こどもパブロン座薬」（大正製薬）：熱は下げてはいけない！

「お子さまの急な発熱に」座薬を使え……という。しかし、他と同様の重大副作用が襲います。風邪の熱は病原体を攻撃し、免疫力をあげるための治癒反応です。解熱剤はその自然治癒力を〝薬毒〟で阻害し風邪の回復を妨げるだけです。理解してください。（不可）

4　風邪グスリで死ぬ！　皮ふドロドロ、スティーブンス・ジョンソン症候群

●運が悪ければ一錠であの世行き

風邪グスリで死ぬ！

こういえば、たいていの人はギョッとするだろう。

むろん、風邪グスリを飲んだ人が、すべて死ぬわけではない。たいていの人は、その悲劇から免れる。ただし、運が悪ければ、風邪グスリ一錠でも、死ぬばあいがある。

まさに、それはロシアン・ルーレットの世界。これは回転弾倉の短銃に一発だけ弾をこめ、それをこめかみに当てて引き金を引く、命懸けの〝遊び〟である。

風邪グスリを飲むとは、それに似ている。むろん、死の確率はさらに低いが、命を落とすことに変わりはない。死をもたらすのはスティーブンス・ジョンソン症候群（ＳＪＳ）。

それだけではない。子どもに風邪グスリを与えるとライ症候群という突然の熱病でなくなる場合もある。アナフィラキシーショックという薬物アレルギーも怖い。やはり、ショック症状で急死する。向精神薬などには悪性症候群という恐ろしい副作用もある。なぜ、悪性か……。急死の悲劇が潜んでいるからだ。市販薬を飲んだだけでも死ぬことがある……。

明日は我が身と思うべきです。鎮痛剤、風邪薬はとくに危険です。

■「コルゲンコーワIB錠TX」（興和）：かつて死亡例で裁判に

カエルのマスコットでおなじみ。風邪グスリ「コルゲン」シリーズの一つ。コルゲンコーワは、過去にも死亡事故を起こしています。

一九九八年二月、横浜市の女性（当時三一歳）が「コルゲンコーワ」錠剤を数日間服用したところ、約一週間後に皮ふや粘膜のただれ、意識障害などを発症した。診察した医師はスティーブンス・ジョンソン症候群（SJS）と診断した。その後、症状は中毒性表皮壊死融解症に移行し、九九年九月に女性は死亡しています。遺族は「重篤な副作用の注意義務を怠った」と販売元の興和に対して、総額一億五〇〇〇万円の損害賠償を求める裁判を起こしています。同銘柄「IB錠TX」には鎮痛解熱剤「イブプロフェン」が配合されています。『副作用報告一覧』（前出）によれば、SJS原因が疑われ六件の副作用例が報告されています。**（不可）**

■「新ルル・A錠」（第一三共ヘルスケア）

主成分アセトアミノフェンは同『一覧』でSJSが四七件も報告されています。その重症例である中毒性表皮壊死融解症が三七件も報告されているのです。つまり、「コルゲン」より「ルル」のほうが、さらに死亡リスクは高まる。また、薬剤が九種類も含まれています。風邪の諸症状すべて対応しようとするためです。それは「総合感冒薬」すべてにいえます。それだけ〝死ぬ〟リスクも高まるのです。**（不可）**

■「ノーシン錠」(アラクス)：愛用者は〝中毒〟患者なのです

「頭痛にノーシン！」のCMで有名です。「頭が痛い」も他の痛みと同じ。「食うな」「動くな」「じっと寝てろ」。これで、治ります。ところがCMで〝洗脳〟された人びとは頭痛薬に手を出してしまう。この錠剤にも消炎鎮痛成分アセトアミノフェンが配合されています。これは恐ろしいSJS原因物質であり、最悪、死ぬ場合もあります。血流阻害で痛みを感じなくさせるだけ。クスリが切れると痛みがぶりかえす……また、ノーシンを飲む……悪循環で、慢性の頭痛持ちになっていくのです。副作用は〝頭痛〟だけではありません。SJSの他、アナフィラキシーショック、肝機能障害、腎障害、間質性肺炎、ぜんそく……など。頭痛薬に手を出す代償は、これほど大きいのです。(不可)

5 胃グスリ――食わなきゃ胃腸はいやでも治る

●「食うな」「悩むな」「ただ寝てろ」

「万病は断食で治る」――このヨガの根本理論は、胃腸病にも通じます。

「食べなきゃ治る」のです。あっけないので、あなたは拍子抜けでしょう。

さらに言い足すなら、悩まなければ、よりはやく治る。「苦悩」「不安」などストレスも胃腸を傷めるからです。胃腸病を治す秘訣は「食うな」「悩むな」「ただ寝てろ」につきます。

まず、ファスティング(断食・少食)を実行すると、不思議に悩まなくなります。腹も立たなくなる。怒ろうと思っても、なぜか怒れなくなります。だから「食べない」と「怒れない」という心身の澄み切った状態になります。まさに、ファスティングにまさる妙法無しです。

以下の胃腸薬もばかばかしい限り。飲むほど慢性化し、ひどくなります。

■「ガスター10」（第一三共ヘルスケア）：薬剤師も「飲まない方がいい」とは！

「胃の調子が悪いくらいでは飲まない方がいいですよ」

薬局で「『ガスター10』ください」と言ったときの薬剤師の応対に驚きました。

「けっこう副作用キツイですからね」。なるほど、「添付文書」には「SJS、アナフィラキシーショック、横紋筋融解症、肝機能障害、腎障害、間質性肺炎、血液障害……」と命に関わる副作用がズラリ。主成分ファモチジンの副作用件数は八八〇件もあり仰天（『副作用報告一覧』）。この「H2ブロッカー薬は、常用するとインポテンツ（ED）を起こす」という警告もあります。（不可）

■「太田胃酸」（太田胃酸）：認知症原因の神経毒アルミが主成分

「太田胃酸、いいクスリです」のCMでおなじみ。不安は「胸焼け」をおさえる成分として合成ケイ酸アルミニウムを配合していることです。アルミニウムは神経毒があり、認知症、アルツハイマーの原因として医学界でも警告されています。WHO（世界保健機構）の摂取上限は体重一キロあたり一ミリグラム。六〇キロなら六〇ミリグラム。ところが「太田胃酸」は一日三回服用で八一九ミリグラムとWHO安全基準を大幅に超えてしまいます。効能の「飲みすぎ、胸やけ、胃の不快感」も、「飲まない、食べない」でいやでも改善します。他の胃グスリもアルミを大量配合したものが多いので要注意です。**(不可)**

■「液キャベコーワ」(興和):神経毒アルミを故意に隠している

これは有名な大衆医薬「キャベジン」の液体版です。「添付文書」に主成分とある「合成ヒドロタルサイト」について メーカーに問い合わせると「単一物質ではなく、制酸剤で、アルミニウムやマグネシウムなどが配合されています」とのこと。「太田胃酸」で配合されていたアルミ成分をはっきり表示しないのは神経毒性を隠したいからでしょう。添加物の防腐剤、安息香酸ナトリウム、パラベンにも毒性があり、飲んではいけません。**(不可)**

6 下痢どめ——大切な排毒作用、止めてはいけない

●水分、塩分を補給すればそれでよい

下痢は、体に備わった大切な排毒作用です。体内の〝毒素〟をすみやかに排せつする。それで、安全と健康は保たれるのです。だから、下痢になったらバンザイと感謝すべきです。

下痢の原因は、まず食あたり・水あたりです。口から有害なものが入ったので、緊急に排毒することで、体内への吸収を防ぎます。その他、身体が冷えたとき腸が過敏になり下痢をすることがあります。自律神経が乱れたときなどにも起こります。いわゆる神経性下痢ですね。風邪を引いたときも下痢をします。これはウイルスや病原菌などの毒素を排泄するためです。お

酒を飲み過ぎたときも下痢をします。やはり、アルコールや分解物アセトアルデヒドを排毒するためです。これらは一過性なので、なんの問題もありません。水分、塩分を補給すればそれでよいのです。

それを、下痢どめ薬で止めることは、恐ろしいことです。外出先など緊急時の使用なら仕方がありませんが、常用は厳禁です。

●懐かしい「正露丸」の意外な毒性

■「正露丸」（大幸薬品）：主成分クレオソートは発ガン物質で腸粘膜を腐蝕

昔からあるクスリなので安心と思っている方もいるでしょう。しかし、意外に激しい毒性があります。まず、主成分クレオソートの毒性が極めて強い。木材の防腐剤、消毒用の殺菌剤などに使われていることからも、その毒性、刺激性がわかります。

その強力な殺菌作用で……腸内の細菌を殺菌して下痢を止める……というのですが、クレオソートは粘膜への腐蝕毒性があります。体内に入ると、吐き気、めまい、貧血、結膜炎、皮膚炎などを起こします。さらに、恐ろしいのは発ガン性。ＷＨＯ五段階評価（ＩＡＲＣ）で、二番目に分類されています。「正露丸の粘膜腐蝕でマヒした腸内に悪性菌が異常繁殖し腸炎を悪化させた」という報告もあります。腸炎が悪化したのではまるで逆効果、「正露丸」を飲む意味がありません。下痢は大切な排毒作用です。クスリで止めてはいけません。**（不可）**

■「ストッパ下痢どめEX」(ライオン)：緊急時以外は使わないこと

主成分ロートエキスは、腸の異常収縮を起こす神経伝達物質をブロックして、異常収縮をおさめる、といいます。もう一つの成分、タンニン酸ベルベリンは腸内でタンニン酸とベルベリンに分解され、それぞれが腸粘膜の炎症面を防御し、腸内の病原菌の増殖を抑え、殺菌する、という。しかし、タンニン酸には、アナフィラキシーショック、冷や汗、顔面蒼白、ベルベリンにもショック症状などの報告もあります。添加物として甘み付けに、毒性が指摘されているアスパルテーム使用も問題です。よほどの緊急時以外は使用しないことです。常用すると依存性などが心配です。(可)

7　排尿改善剤——ぎゃくに排尿障害のひきがねに

●頻尿は水分を控えればよし

高齢化社会は、少しヘンですね、これまで想像しなかった〝病気〟が登場してきました。テレビCMで盛んに流される「頻尿、尿もれ、残尿感」などへの対策薬です。しかし、はたして、これらが〝病気〟なのか？　首をひねってしまいます。

「夜中におしっこによく起きる」なら、寝る前に水分を控えればいいのです。「尿もれ」も、尿道の括約筋を鍛えればすむ話です。薬に頼る前に肛門を一〇回以上締める筋トレをしましょう。高齢化で起こる不具合の多くは筋肉の衰えからきます。背のちぢみ、腰曲がりも、まずは筋トレです。そもそもクスリで治る病気は、本来ありません。
本人の意識と努力による日々の生活改善が、病や老いを克服するのです。

■「ハルンケア内服液」（大鵬薬品工業）

これは意外や主成分は、ジオウ、ブクリョウ、ケイヒ……など、八種類の生薬エキスです。ジオウには適応症の中に「頻尿、尿量以上、排尿困難」などがあり、それを市販薬に応用した、というわけです。その他、生薬も適応症は「利尿作用」「発汗」「尿量減少」などです。気になる副作用としては「悪心、おう吐、下痢、腹痛、かゆみ、発疹、便秘、頭痛……」など。生薬のみなので、重篤な副作用の心配はありません。ただ、副作用で気になるのは「尿閉」です。これは、おしっこが出なくなる症状。尿もれ、頻尿が治っても、これでは困りますね。（可）

■「レディガードコーワ」（興和）：副作用に「排尿困難」「尿閉」とは！

テレビＣＭで女性に「頻尿にお悩みの方に」とすすめています。「添付文書」には「頻尿・残尿感改善薬」とあります。こちらは天然系の「ハルンケア」とちがい、有効成分はフラボキサート塩酸塩という化学薬剤。医学的には「膀胱平滑筋肉弛緩剤」と呼ばれます。つまり、筋肉弛緩剤。それは競走馬などの屠殺に使われたりする薬剤なので、怖い。さらに、「添付文書」の副作用をみると「排尿困難」「尿閉」にビックリ。尿トラブル改善のためのクスリで「排尿困難」等になったら笑い話です。命にかかわる重篤副作用のアナフィラキシーショック、肝機能障害も心配です。（不可）

■「ボーコレン」（小林製薬）：肺炎、尿量減少、筋肉けいれんなど副作用

パッケージには「つらい排尿痛、残尿感に」とあります。こちらは、生理作用が激しい筋肉弛緩剤は含まれず、一一種類の生薬が有効成分です。ただし、重篤副作用として間質性肺炎などが警告されています。その他、尿量減少、顔のむくみ、高血圧、頭痛などが発症する偽アルドステロン症、さらに脱力感、手足の筋肉けいれんを起こすミオパチー（筋低下）が重篤副作用として警告されています。（不可）

8　痔の薬「ボラギノール」の正体は外科用強力麻酔薬

■「ボラギノールM軟膏」（天藤製薬）：麻酔薬リドカインに恐ろしい副作用

「私は外にサッ、私は中にチュッ……」のテレビCM。おなじみ痔の薬、「ボラギノール」シリーズ。愛用者は、相当な数にのぼるでしょう。その効能は「いぼ痔、切れ痔の痛み、かゆみの改善」です。

これで、悩みの痔が治ればメデタシ、メデタシなのですが……。その効能成分「リドカイン」を調べておどろきました。これは、なんと外科用強力麻酔薬だったのです。

「強力な局所麻酔薬。麻酔薬として各科領域で広範囲に使用される。局所麻酔作用はプロカインの二～四倍強力であり、毒性の強さは同程度」「速効性なので、手術中や緊急のばあいに利用される」（『ブリタニカ百科事典』）

外科用麻酔薬を痔に塗れば、痛みが消えるのはとうぜんです。しかし、麻酔がきれると、また痛みが襲ってくる。それは子どもでもわかります。つまり正しくは、痛み、かゆみの「改善」ではなく「マヒ」だったのです。

●「劇薬」で「毒性強く」「副作用が多い」

リドカイン「添付文書」には「劇薬」とあります。その定義は、薬事法によれば「毒性が強く、中毒量と常用量がきわめて接近している」「副作用発現率が高い」「使用量を見誤ると危険」と指定されています。リドカインの副作用も怖い。代表的なものだけで「急性心筋梗塞、アナフィラキシーショック様症状、薬物毒性、肝臓障害……など重大なものが多い。そもそも、麻酔は、その毒性で知覚神経・運動神経を遮断します。さらに手足の冷え、血圧低下、低酸素血症、意識喪失、血流低下などの副作用があります。

「ボラギノール」愛用者は、お尻に強力外科用麻酔薬を塗っていた……なんて、まったく知らなかったはずです。

麻酔が切れれば、確実に強烈な痛みがぶりかえします。さらに、麻酔薬による血行障害で、肝心な痔疾の自然治癒力も阻害されます。だから、「ボラギノール」を愛用するほど、痔は慢性化、悪化していく……でしょう。**（不可）**

■「プリザエース注入軟膏」（大正製薬）：「止まって治す」は完全な不当表示

これもCMでおなじみ痔のクスリです。「止まって治す」キャッチフレーズのとおり、肛門奥に薬剤を注入します。主成分は、やはり「ボラギノール」と同じ局所麻酔薬リドカインです。「痛みを止めて」くれるが「痔は治せない」。麻酔が切れれば、また痛む。そのくりかえしです。だからＣＭの「止まって治す」は不当表示です。しかし、愛用者は「プリザエース」が痔を〝治して〟くれると信じて、今日も神妙にお尻に注入しています。痔の原因は血行不良です。それは動物食、砂糖の過食による体液酸性化で起こります。

9　鼻づまり薬――気楽に使うと命にかかわる？

●ステロイド地獄か副作用地獄か？

花粉症で鼻をグズグズいている人は、まわりにも多い。鼻がスカッと抜ける。それを売り物に売られているのが「花粉症対象薬」や「鼻炎薬」です。

■「コンタック鼻炎スプレー」（グラクソ・スミスクライン）：ステロイド地獄が待つ

「季節性アレルギー専用」とあります。つまり、花粉症対策。一日二回使用で「鼻づまり、鼻水、くしゃみに効果を発揮」と「添付文書」にあります。有効成分はベクロメタゾンプロピオン酸エステル。これはステロイド剤の一種です。ステロイドは最初は劇的に効きます。しかし、そのうち使用を止めたとたんにリバウンド症状に襲われます。そうして、その症状は深刻化していきます。いわゆるステロイド地獄です。

この薬剤には、眼圧上昇、肺炎、アナフィラキシーショック、てんかん、骨壊死、カンジダ症、紅斑……など、一七件もの副作用報告があります。さらに添加物も問題だらけ。プロピレングリコールは皮ふ・眼の過敏症、染色体異常、赤血球・脳の異常、肝臓・腎臓障害、経皮毒が指摘されており、ポリソルベート（界面活性剤）も、不妊毒性が問題になっています。ベンザルコニウム塩化物は、粘膜壊死など皮ふ毒性があります。

こんな毒物・刺激物のエキスを鼻にスプレーしたら、最終的には副作用で大変なことになりそうです。（不可）

■「ストナジェルサイナスS」（鼻炎薬）（佐藤製薬）

「鼻づまりにストナ！」のテレビCMは、いかにも鼻がすっきり通りそうです。

パッケージには「鼻水、鼻づまり、熱に効くかぜ薬」と明記されています。なんのことはない「ストナ」の正体は、総合かぜ薬だった……。

その証拠に、SJS（スティーブンス・ジョンソン症候群）の原因薬剤アセトアミノフェンも配合されています。つまり「ストナ」にも、命に関わる重大副作用SJSのリスクがあります。それ以外にも「間質性肺炎、肝臓障害、ぜんそく、腎障害」。いずれも、まかりまちがえば死亡しかねません。「鼻水、鼻づまりに効く」とうたわれている成分ベラドンナ総アルカロイドの毒性は「おう吐、散瞳（瞳が開く）、異常興奮を起こし、最悪、死にいたる」とは恐ろしい。その他、成分ジフェニルピラリン塩酸塩は「ショック、アナフィラキシーショック様症状、意識喪失、血圧低下、おう吐、顔面蒼白、じんましん、排尿障害、めまい」……戦慄の副作用が警告されています。

その他、dl・メチルエフェドリン塩酸塩は、胎児毒性が報告されています。副作用も「麻痺性イレウス、中毒性巨大結腸」とすさまじい。

「鼻づまり」ていどでストナを常用すると、トンデモナイことになりそうです。**（不可）**

10　外用薬――皮ふから〝毒〟が侵入する

●ニキビはファスティング（少食・断食）で確実に治る

口から入る〝毒〟を「経口毒」といいます。皮膚から入るのは「経皮毒」です。

皮膚に塗る「外用薬」も本質は〝薬毒〟です。だから、皮膚から「経皮毒」として体内に侵入してきます。「経皮吸収」された〝毒〟は、直接、血管に侵入して全身をめぐります。これに対して「経口毒」は消化器から吸収され、肝臓で解毒されて血流にのります。だから「経皮毒」のほうが解毒されないだけ毒性は激しいのです。

ニキビ、吹き出物の最大原因は過食です。食べ過ぎた栄養分を、代謝で排泄しきれないので、皮膚から排泄しようとしているのです。だから、ファスティング（少食・断食）で確実に治ります。おまけに肌は透き通るように若返り、スタイルも抜群になります。

■「ビフナイト」（ニキビ治療薬）（小林製薬）：ニキビ、吹き出物の原因とは！

ニキビは青春のシンボルといわれますが、いわゆる吹き出物。過食、動物食、砂糖など改めれば、いやでも消えていきます。「ビフナイト」は「ニキビの皮脂を吸収し、ハレ、赤みをおさえ治す」という。ところが主成分イソプロピルメチルフェノールは合成殺菌剤で毒性も強い。副作用は「皮膚・粘膜刺激が強く、はれ、ニキビ、吹き出物、じんましんなどの皮膚発疹を起こす」と警告されています（『危険な化粧品成分ガイド』）。

ニキビを治すどころではない。ニキビ、吹き出物などの原因になる、とは……皮肉です。さらに、皮膚から吸収されて、体内で「経皮毒」として、様々な毒性を発揮する恐れがあります。**（不可）**

■「クレアラシル」（ニキビ治療薬クリーム）（ボナンザ）：少食、断食で治すが安心

効能は「ニキビをしっかり治す三つの力」として「皮膚吸収」「殺菌」「消炎」をうたっています。ところが、配合されている殺菌剤レゾルシンは「頻脈、悪心、めまい」が警告されており、抗炎症剤グリチルリチン酸二カリウムは、偽アルドステロン症（前出）を引き起こします。さらに、「経皮毒」として体内吸収されて、どんな異常を引き起こすか心配です。この薬もニキビ対策としてリスクが高すぎます。**（不可）**

■「キンカン」（かゆみ止め）（金冠堂）：副作用は粘膜刺激、精神障害、けいれん……

有効成分、水酸化アンモニウムは「劇物」で中程度の急性毒性があります。「鼻中隔かいよう、結膜刺激、気管機能変化」などの副作用警告があります。配合殺菌剤トルチル酸急性毒性は「おう吐、マヒ、けいれん」さらに「皮膚粘膜刺激、ただれ、発疹、染色体異常、下痢、腹痛、精神不安、精神障害……」と警告は続き、とてもCMのように気楽に「キンカン塗って、また塗って！」という気にはなれない。**（不可）**

11　かゆみ・水虫薬──麻酔薬で「かゆみ」をごまかす

●ファスティングでいやでも治ります

水虫・たむしは、白癬菌というカビ（真菌）が、皮膚表面の角質層などに寄生して起こります。すると皮膚表面に炎症がおきて、激しくかゆくなるのです。

市販水虫薬は、すべて対症療法です。水虫は治らない。かゆみをごまかすだけです。完治しないことを覚悟して、使うことです。

水虫の最大原因は、末梢血管の血流障害です。その原因は、赤血球同士がくっついて毛細管を通れなくなるからです。それは、体液が酸性化したために起こります。やはり、ニキビなどと同じ原因です。ファスティング、菜食で体液をアルカリ化すれば治ります。

■「ウナコーワα」（かゆみ止め、興和）：かゆみ止めで、かゆくなる

「かゆみ止め」として売られていながら、「添付文書」の副作用に「かゆみ、はれ」の注意書きがあります。メーカーは「かゆみ止めで、かゆくなる」と認めているのです。

有効成分をみておどろきます。局所用麻酔薬リドカイン。これは「ボラギノール」と同じ。麻酔薬で、片方は痔の「痛み」をしずめ、一方は「かゆみ」を消しているのです。

外科用の強力麻酔ですから、「かゆみ」など一発で消えます。しかし、麻酔で神経をただマヒさせているだけ。薬が切れたら、またもや「かゆく」なるのは、「ボラギノール」と同じ。

その他、配合されている酢酸デキサメタゾンはステロイド系抗炎症薬です。副作用例で「長期使用で心臓がひんぱんに停止した」という記述にビックリ。「妊婦に対する安全性はない」には背筋が凍ります。その他、抗ヒスタミン剤のジフェンヒドラミン塩酸塩は、心臓血管の虚脱という恐ろしい副作用警告もあります。「かゆみ」を止めるだけで、これだけの危険を侵す気になりますか？　**(不可)**

■「ダマリングランデX」(水虫薬、大正製薬)

やはり強力麻酔薬リドカイン配合。その他、配合殺菌剤テルビナフィン塩酸塩の副作用は接触性皮膚炎、かゆみ、刺激、発赤、紅斑、刺激など。やはり「かゆみ止め」で、かゆみとは皮肉です。**(不可)**

■「ピロエースZ波」(水虫薬、第一三共ヘルスケア)

殺菌剤ラノコナゾールの副作用は「かゆみ、かぶれ、刺激、皮膚炎……」。さらに配合　消炎鎮痛剤で「皮膚炎、光過敏症、下痢、胎児に悪影響……」と恐ろしい。**(不可)**

■「ラミシール　プラスクリーム」(水虫薬、ノバルティスファーマ)

殺菌剤テルビナフィン塩酸塩は『副作用報告』で肝臓障害、血小板減少、薬疹、横紋筋融解症(筋肉が溶ける)など一四一一件の被害例があり仰天。さらに農薬並みの毒性成分などが乱用されており、とても恐ろしくて肌には塗れない。**(不可)**

12　発毛・育毛もクスリに頼ると危険

●副作用は「脱毛」から「多臓器不全」まで

毛のうすい男性諸氏は、どうしても発毛や育毛剤にたよりがちです。しかし、薬剤の正体はけっきょく化学毒なのです。その毒性には確実に副作用がともないます。

髪の濃い、薄いは、それぞれ個性なのです。ハリウッドの男優を見ても、たとえばブルース・ウィリスやジェイソン・ステイサムのように、髪はうすくともセクシーでカッコいい俳優はいくらでもいます。発毛剤や育毛剤、さらにカツラなどは別名〝コンプレックス商品〟と呼ばれています。劣等感も立派な〝市場〟になるのです。

■「リアップ」（大正製薬）：脱毛、不整脈など副作用の多さにビックリ

主成分ミノキシジルは、最初は高血圧治療薬の血管拡張剤として開発された医薬品でした。ところが被験者の一部に発毛がみられたので急きょ一八〇度方向転換して、〝毛生え〟グスリとして販売されたのです。これは、あのバイアグラの秘話とそっくりです。

しかし、その発毛メカニズムは、いまだ不明のままです。副作用は「頭皮のかゆみ」「頭痛」「意識もうろう」……さらに「性的不能」には男性軍はドキッとするのでは。「動悸」「不整脈」「低血圧」などは心臓病への負担を伺わせます。その他「ニキビ」「炎症」「むくみ」「しびれ」など副作用の多さには、おどろくばかり。服用タイプのミノキシジルには、外用には見

られない「心室肥大」などをFDA（米食品医薬品局）は警告しています。「頻尿」「筋力低下」……なかには死にかかわる「多臓器不全」も警告されています。

さらに「リアップ」の「添付文書」に、次の注意があることを知っていましたか？「脱毛状態の悪化や、頭髪以外の脱毛、急激な脱毛が見られた場合は、使用中止、すぐ医師などに相談すること」。育毛なのに「脱毛することがある」のです。さらに「一年使用していても改善がみられないなら使用中止」。なんと、まったく効果のない人がいることを、メーカーも認めているのです。**（不可）**

■「ミクロゲン・パスタ」（啓芳堂製薬）：強力男性ホルモンで変調をきたす

昔からCMされています。おもに、眉毛やヒゲ、体毛を濃くしたい人向けに売られています。有効成分のメチルテンスステロンは、合成の強力男性ホルモンです。その副作用に「毛髪の発育を妨げる」には首をひねります。育毛剤のはずが、逆の脱毛作用があれば、塗らないほうが安心ですね。

皮膚に塗れば、体内に強力作用のある合成男性ホルモンが侵入してきます。変調をきたすのも当然です。その副作用の一つ「精巣萎縮」「精子減少」にドキリ。これでは「ミクロゲンパスタ」で不妊症になりかねない。その他「脱毛」に愛用者はあぜんでしょう。愛用女性に「月経異常」。これは、男性ホルモンを投与するので、当然です。**（不可）**

●外用痛みどめ、「バンテリン」から「フェイタス」まで

これは飲むのではなく、外から貼ったり、塗ったりする「痛みどめ」です。飲み薬にくらべて〝安全〟と思いがちです。しかし、そうではない。体内に吸収され「血流阻害」や「ぜんそく」などの副作用を引き起こします。

「痛み」は、その部分を免疫細胞の顆粒球などが修復しているサインです。動かさずに安静にしていれば、しずまっていきます。ぶりかえす慢性的痛みは、まず〝痛みどめ〟を疑いましょう。〝痛み〟の原因は、〝痛みどめ〟なのです。

■「バンテリン　コーワ液S」(興和)：血流阻害で〝痛み〟の悪循環に

これもテレビCMで耳に残っているはずです。痛みの患部に塗ると「痛みが消える」というのです。それは、インドメタシンという鎮痛成分が「血流を止め、知覚神経をマヒさせ、痛みを〝感じなく〟させる」のです。長い間正座をしていると、足がしびれて、つねってもまったく痛みを感じなくなりますね。つまり、それは血行不良で神経がしびれただけなのです。痛みどめは、効果は強く、塗ると魔法のように痛みは消えますが、その効果が切れると、血流が再開し、激しい痛みがぶりかえします。すると、また塗る……の悪循環で、血行不良が慢性化し、万病の元凶へとつながっていきます。(不可)

■「フェイタス5・0」(久光製薬)：血圧低下で失神も

これは、湿布テープを貼り付ける「貼付剤」です。有効成分はフェルビナクという薬剤。やはり非ステロイド抗炎症剤です。これも「バンテリン」のインドメタシンと同じ消炎鎮痛剤で

す。やはり、安保博士が否定する「痛みどめ」です。そのメカニズムは、血流阻害で同じ。低血流は細胞組織の低酸素、低栄養、低体温をもたらし、あらゆる病気のひきがねになります。この抗炎症剤にも、数多くの副作用報告があります。「ショック、冷や汗、顔面蒼白、しびれ、じんましん、めまい、血圧低下、チアノーゼ（唇が紫に）、悪心、不眠症、接触性皮膚炎……」など。気になるのは「鎮痛剤ぜんそく」。つまり、ぜんそく患者には、要注意です。さらに、血圧低下で失神することもあります（『副作用報告一覧』前出）。**（不可）**

■**「新トクホンチール」（大正製薬）：ぜんそく発作の危険性から頭痛まで**

直接皮ふに塗る液状タイプの消炎鎮痛剤です。鎮痛剤として、サルチル酸グリコールが配合されています。この成分は、副作用として「ぜんそく発作」が警告されています。

他の成分ノニル酸ワニリルアミドは「痒み」「痛み」「腫れ」を和らげる目的ですが、副作用は「発疹、神経過敏、頭痛、焦燥感、排尿困難、口の渇き、胸やけ、多尿」……と多彩。やはり、クスリで痛みをごまかすとロクなことはありません。**（不可）**

13　睡眠改善剤——副作用に「不眠症、言動異常、判断力低下」……

●「睡眠薬」と、どうちがう？

市販でも〝睡眠薬〟は売られています。医師の処方薬とどうちがうのでしょう？

こちらは「睡眠改善薬」と呼ばれます。

適応は「不眠症」ではなく、「一時的な不眠症状の緩和」「ストレスが多く眠れない」「疲れているのに、神経が高ぶって寝付けない」「心配ごとで夜中に眼が覚める」……など。これらは、立派な「不眠症」です。メーカーは「睡眠薬」とすると医者の処方など制約があるので、薬局で売れるよう名称を「睡眠改善薬」と〝工夫〟したのでしょう。

効き目がマイルドと思ってしまいますが、やはり脳に直接作用するので、深刻な副作用が数多く警告されています。その副作用に「不眠症」とあるので、笑ってしまいました。

一種の向精神薬なのです。いわば、覚せい剤の仲間……常用は避けるべきです。

■「ドリエル」（エスエス製薬）：アレルギー薬の副作用「眠気」を〝活用〟

効き目成分は「ジフェンヒドラミン塩酸塩」という薬物です。ほんらいは「皮膚のかゆみ、鼻水」などアレルギーを抑える成分でした。その副作用に「眠気を催す」という症状が現れたので、これ幸いと、それを「主作用」として「睡眠改善剤」に〝方向転換〟したのです。脳の視床下部の後ろには、興奮性ニューロンが多く存在します。これら神経細胞が脳を興奮させるので「覚せい」状態になるのです。興奮させるのはヒスタミンという物資です。「ドリエル」成分には、この興奮物資ヒスタミンを抑えることで、眠くなる作用をうながすのです。

しかし、脳に作用して「眠くする」とは、やはり不自然です。『副作用報告』（前出）には「不眠症」とあります。睡眠改善剤で「不眠症」ではシャレになりません。中枢神経に直接作用するため「めまい、耳鳴り、運動障害、倦怠感」などに襲われます。「添付文書」も数多く副作用を警告しています。「胃痛、吐き気、おう吐、頭痛、気分不快、神経過敏、動悸、排尿困難、倦怠感……」など。なかに「起床時の頭重感」とあります。つまり、眼が覚めたとき「頭が重い」。とても、さわやかな目覚めとはいきませんね。（不可）

■「ネオディ」（大正製薬）：「不眠症」には〝使用禁止〟⁉のミステリー

やはり、有効成分は「ドリエル」と同じ「ジフェンヒドラミン塩酸塩」。副作用や問題点も、同じです。「添付文書」には「服用禁止」として「妊婦」「一五歳未満」とあります。胎児への催奇形性が心配です。「一五歳未満」も禁止。脳の発達阻害などが懸念されます。さらに「日常的な不眠」「不眠症」にも禁止とは……！「不眠症」患者には使うな、という睡眠改善剤など効いたことがありません。さらに「言動異常、判断力低下」など恐ろしい副作用も警告されています。安易に手を出しては危険です。（不可）

14　便秘薬——やめると出なくなる！　薬物依存の恐怖

●玄米、胚芽パン、黒糖、菜食で治る

便秘の原因は、食生活のかたよりです。最大原因は、繊維不足……つまり、野菜嫌いに便秘は多い。さらに、白米、白パン、うどん、白砂糖など、精白された食品を毎日食べている人に多い。肉好き、ジャンクフード好きにも多い。つまりは、自業自得なのです。

玄米、胚芽パン、黒糖、菜食などに、食生活を改めればイヤでも治ります。メチャクチャな食生活はそのままで、市販便秘薬に頼ると、恐ろしい悲劇がまちかまえています。便秘薬を飲

まないと〝出なくなる〟という慢性便秘に苦しむようになります。さらに恐怖は、便秘薬の量が次第に増えていくこと。つまり、完全な薬物依存患者になっていくのです。そうして、最後には命を落とした女性もいるというから、たかが便秘薬と笑ってすまされない。こころみに、玄米食にしてごらんなさい。毎日のお通じの快適さに、びっくりするはずです。これが自然な生命リズムなのです。

■「コーラック」（大正製薬）：大腸粘膜を刺激する〝薬毒〟

「ピンクの小粒……」とテレビＣＭでもおなじみ。「がんこな便秘に悩んでいる女性向け」ということですが、何が〝効く〟のでしょう？

主成分はピサコジルという薬物。「大腸を直接刺激することで、低下している腸のぜんどう運動を高める効果がある」（商品説明）。

ところが、他方では「激しい腹痛、悪心（気持ち悪さ）、おう吐の症状が現れたら、ただちに服用を中止し、医師または薬剤師に相談する」（「添付文書」）とは……。

つまり、この薬物の正体は、大腸粘膜を刺激する〝薬毒〟なのです。その毒性刺激に反応して、大腸はその毒物を排泄しようと、ぜんどう運動を起こす……というメカニズムです。だから、ぜんどう運動以外にも副作用があります。それは「直腸炎、下腹部の痛み、残便感、一過性の血圧低下、ショック症状、手足の冷感、チアノーゼ、顔面蒼白」……など。毒物で、大腸粘膜を刺激して〝出す〟のと、玄米菜食で〝出す〟のとは、天地の違いです。（不可）

■「新サラリン」（大塚製薬）：大腸を弱め、かえって便秘に

名前から〝サラリン〟と便秘が治りそうです。有効成分は、アロエエキスとセンノシド。前者は、昔から民間薬として伝承されているので問題ないでしょう。後者センノシドは、副作用が心配です。「大腸の働きを弱め、かえって便秘になる」とは……。「子宮収縮作用で早産・流産の原因」など、心配です。さらに服用量や体質で「下剤を大量に飲んだ状態になる」という。つまりは、一種の〝下剤〟なのですね。便秘対策は、〝下剤〟に頼るな、〝食事〟に頼れ！　これを頭にきざみましょう。（可）

15　目薬――一〇年以上〝ご愛用〟は、副作用のおかげ？

●目のかゆみ、充血で、止められなくなる

目薬を一〇年、二〇年と使い続けている人がいます。私には、不思議に思えてなりませんでした。しかし、調べてみて、その長期〝ご愛用〟の理由がわかりました。これは、一種の〝中毒〟症状だったのですね。

■「新V・ロート」（ロート製薬）：効能〝目のかゆみ〟、副作用〝目のかゆみ〟

「添付文書」には「八種類の有効成分が、眼のさまざまな症状を緩和します」とあります。その一つがマレイン酸クロルフェニラミン。これはアレルギーなどを抑える抗ヒスタミン剤の一種。「添付文書」では「目のかゆみをのぞく」と説明されています。ところが副作用は「目のかゆみ、過敏症状などのアレルギーを起こす」とは……！

さらに「新V・ロート」の「添付文書」にも「過度に使用すると、異常なまぶしさ、充血をまねく」と注意書き。目の「さまざまな症状を緩和」するはずが「目のかゆみ、まぶしさ、充血」の原因になる……。これは、いったいどうしたことでしょう?

さらに、配合されている抗ヒスタミン剤の副作用には「複視」(物が多重に見える)が警告されています。「目のかすみ」を治すはずの目薬で、多重に見えたら無意味です。

さらに、この成分には「頭痛、口の渇き、眠気、貧血、めまい、肝機能障害」などの副作用があります。

●まぶたの腫れ、かゆみ、過敏症、角膜かいよう

その他、有効成分の一つグリチルリチン酸二カリウムは、炎症を鎮める抗炎症剤として配合されていますが、「まぶたが腫れる、赤くなる、かゆみ、過敏症、角膜かいよう」などの副作用があるのです。それで「眼のさまざまな症状を緩和」とは、お笑いです。

さらに、この成分にはおまけに全身のショック症状というオマケつきです。

八種類の〝有効成分〟のうち二種類をチェックしただけで、これだけ「目のさまざまな症状」を起こすことが判明したのです。他の六種類を調べると、さらに、さまざまな副作用症状が噴出してくることでしょう。

つまり、この目薬の〝愛用者〟は、副作用による目の「さまざまな症状」を〝緩和〟するため長期にわたって使い続け、その「さまざまな症状」にいまだ悩まされているわけです。そし

て〝点眼〟中毒患者に仕立てられている。

気がつかなければ、それは死ぬまで続くでしょう。製薬会社は、まさに死ぬまで儲かるわけで、笑いが止まらないでしょう。

ここにも――病気の原因はクスリ――という巧妙なマッチポンプの仕掛け罠です。それは「V・ロート」に限らず、すべての目薬にいえます。〝愛用者〟は心当たりがあるはずです。副作用の〝さまざまな症状〟は、止めれば自然治癒力でイヤでも治ります。**（不可）**

第8章　誘われ、だまされ、あの世いき

1　なぜ、病気になり、なぜ、治るのでしょう?

●病気は〝体毒〟より生じる

人はどうして病み、どうして治るのか?　西洋医学の答えはこうです。

「それは……、わからない」。つまり、現代医学は「人間がどうして病気になるのか?」原因すらわかっていない。原因がわからないのだから、治せるはずもありません。

東洋医学の答えは明解です。

「それは体毒より、生じる」

東洋医学は、病気の本質をはっきり見抜いています。それは、〝体毒〟が原因というのです。では〝体毒〟とはなんでしょう。読んで字のごとく、体内に発生した毒素です。その〝毒〟はどうして生じたのでしょう。その最大原因は過食です。身体の代謝能力以上の食べ物を食べると、それは排泄しきれずに体内に残ってしまいます。身体は、それを老廃物として体内にためこむしかありません。まずは脂肪細胞に蓄え、さらに、全身の細胞に蓄えていきます。老廃物とは、身体にとっては異物です。はやくいえば毒物です。やむをえず毒物をため込んだ細胞は、汚染された細胞です。当然、生命力が衰え、弱っていきます。

●微生物鎮圧で生じる「炎症」

そこで、ここぞとばかりに繁殖するのがウイルスや細菌などの微生物です。身体にとっては体内で叛乱が起きたようなものです。身体はそれら暴徒を鎮圧する防衛のための軍隊を派遣します。それが各種の白血球で構成された免疫細胞軍です。とくにウイルスやバイ菌などに直接攻撃を仕かけるのが顆粒球《かりゅう》です。その防衛兵士たちは、活性酸素という〝火炎放射器〟を帯行しています。その炎をウイルスや細菌に放射して焼き殺すのです。しかし、火炎放射は敵だけを焼き尽くすわけではありません。みずからの組織、器官も熱い炎にあぶられます。すると、痛み、腫れ、発熱が生じます。これが「炎症」の正体です。

まさに、読んで字のごとく、「炎」にあぶられた「症状」です。さまざまな病気に「炎」という字が付くのに気づくでしょう。「胃炎」「腸炎」「肝炎」「腎炎」……などなど。つまり、病気の正体は、体内で増殖した微生物を退治するときに顆粒球が放射した活性酸素の炎で生じた「炎症」です。そのおおもとをたどれば、〝体毒〟に行きつき、さらにたどると〝過食〟に行きつきます。

●万病の原因は「過食」と「苦悩」

「万病の元は過食」だったのです。〝体毒〟の原因はもう一つあります。

それが苦悩や怒り。つまりストレスです。悩みや怒りはアドレナリンという神経毒を発生させます。これは毒蛇の〝毒〟の三、四倍という猛毒です。それが〝体毒〟として体内を駆けめぐり病気を引き起こすのです。「病気」を、「気」が「病む」と書くのは本質を表しています。

2 「症状」は「病気」が治る〝治癒反応〟です

●「症状」を「病気」と間違えた西洋医学

西洋医学は、病気の原因がさっぱりわからない。東洋医学は、原因は〝体毒〟とつき止めています。これだけでも西洋医学の完敗です。さらに、西洋医学の致命的過ちは「症状」を「病気」と間違えていることです。東洋医学は、「症状」と「病気」をハッキリ区別しています。つまり、「症状」は「病気」の治癒反応にすぎない。つまり、さまざまな「症状」は「病気」が、治ろうとしている「現れ」なのです。

●ホメオスタシス（生体恒常性維持機能）

わかりやすく説明するため、振り子で説明します（図K）。

わたしは、これを「命の振り子」と名づけました。まず、そもそも「生命」とは何か、考えてみましょう。「生命」の最大特徴はホメオスタシス（生体恒常性維持機能）です。これは「生命は常に正常を保とうとする働きがある」ことを示します。

わかりやすくいえば体温です。ヒトの正常体温は三六・五℃です。夏場、炎天下では、汗がダラダラ流れます。それは、汗の気化熱で体温を冷まそうとしているのです。ぎゃくに、氷点

図K：薬物療法のワナ……「自然治癒力」を無視し病気を慢性化し薬物依存に

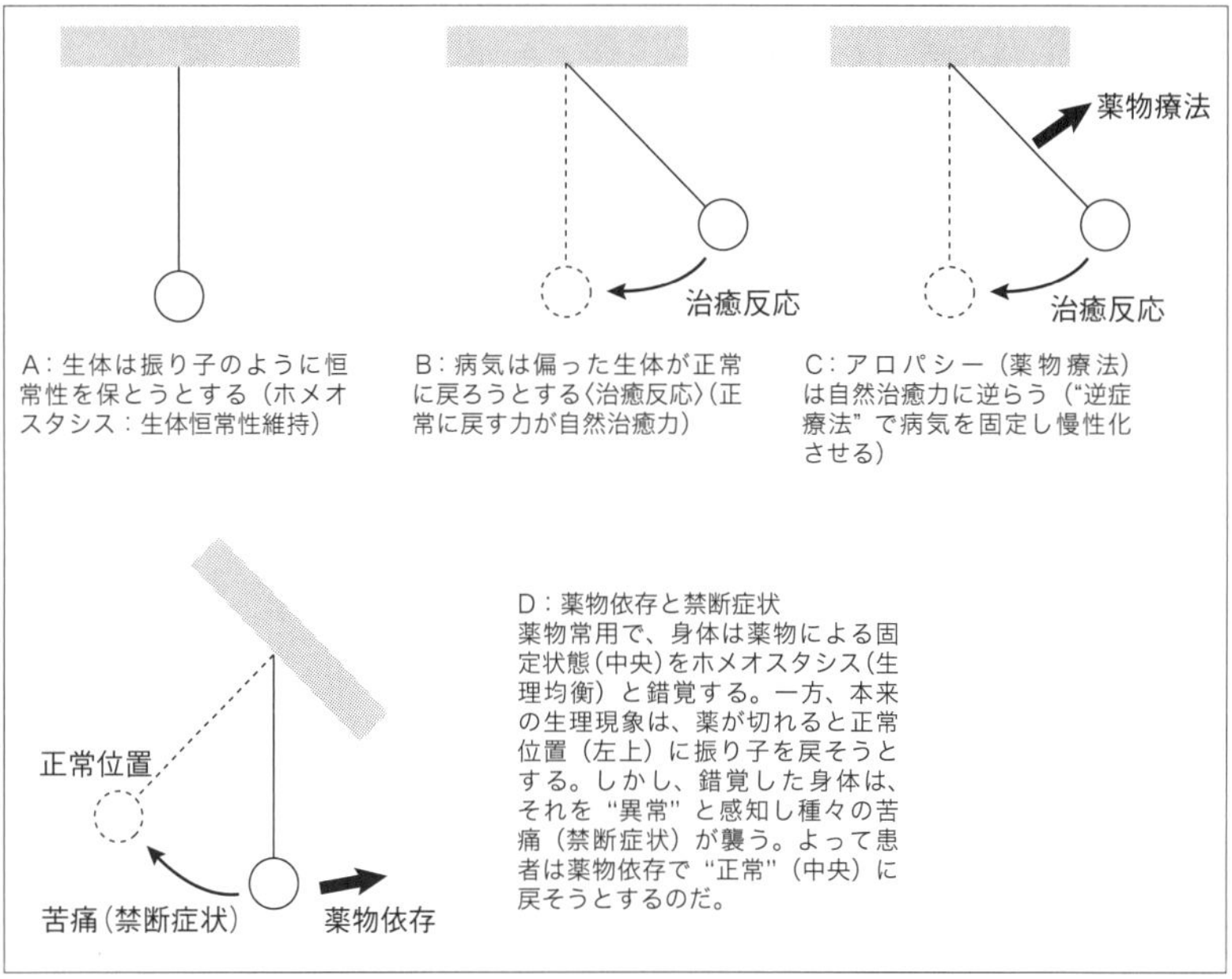

A：生体は振り子のように恒常性を保とうとする（ホメオスタシス：生体恒常性維持）
B：病気は偏った生体が正常に戻ろうとする〈治癒反応〉（正常に戻す力が自然治癒力）
C：アロパシー（薬物療法）は自然治癒力に逆らう（“逆症療法”で病気を固定し慢性化させる）

D：薬物依存と禁断症状
薬物常用で、身体は薬物による固定状態（中央）をホメオスタシス（生理均衡）と錯覚する。一方、本来の生理現象は、薬が切れると正常位置（左上）に振り子を戻そうとする。しかし、錯覚した身体は、それを“異常”と感知し種々の苦痛（禁断症状）が襲う。よって患者は薬物依存で“正常”（中央）に戻そうとするのだ。

下数十度の酷寒では、身体はガタガタ震えます。それは筋肉を小刻みに動かし、血行を促進して体温を上げようとしているのです。このように、「恒常性」を維持しようとするホメオスタシスは単細胞生物から多細胞生物にまで備わっている機能です。

　この機能があるから、生物は生命を維持できるのです。

●「命の振り子」を押し返す薬物療法

　さて――。このホメオスタシス機能はヒトが病気になったり、ケガをしたときにも発揮されます。それは、ちょうど振り子が引力で引かれて、正常の位置に戻ろうとする働きと同じです。このとき真下に引力として働くのが自然治癒力です。

風邪を引いたときを考えてみましょう。「病気」が風邪なら、発熱、咳、下痢などは「症状」つまり治癒反応です。発熱は体温を上げてウイルスなど病原体を殺すためです。さらに、免疫力を上げるためです。咳、鼻水、下痢は、病原体の毒素を体外に排泄するためです。これら、「症状」の治癒反応のおかげで「病気」の風邪は、治っていくのです。ところが、西洋医学はこの各々「症状」を「病気」とかんちがいする重大ミスを犯しています。そして、発熱には「解熱剤」、咳には「鎮咳剤」、下痢には「下痢どめ」の薬物を投与します。まさに、対症療法のこっけいさです。「病気」が治ろうとする「命の振り子」を逆向きに押し返す。だから逆症療法とも呼ばれます。治癒反応を薬で止められた「振り子」は、傾いたまま固定されます。すると「病気」も固定され、慢性化し、悪化していきます。

現代医学が慢性病に無力で、悪化させるのみなのは、この致命的過ちの結果です。

3　薬物療法が犯してきた「五つの大罪」

(1)**逆症療法**：「命の振り子」を逆向きに押し返し、「病気」を慢性化、悪性化させている。これが、薬物療法の第一の過ちです。

(2)〝**毒**〟**反射**：「クスリは本来〝毒〟である」。これは、真理です。薬物療法とは、〝毒〟を投与して、生体の毒物反射を利用するものです。Aという薬物を投与したら、生体全体の組織、臓器が毒物Aに反射します。これが、毒反射です。たとえば循環器系が反射して、血圧が下がったとします。それは毒物に対する生理反射にすぎないのに、医師たちは狂喜します。「Aには血圧降下作用がある！」。早速、製薬会社と提携して、Aを医薬品「降圧剤」として認可をとり販売して利益を上げます。毒物Aが「降圧剤」というクスリに化けたのです。しかし、A投与で血圧が下がるのは、あくまで生体の毒物Aへの反射です。生体に備わった自然治癒力による血圧低下とは根本的に異なります。

⑶**副作用群**：Aによる血圧低下を製薬会社は「主作用」と呼びます。しかし、生体の毒物Aへの反射は、それだけではありません。全身の細胞、組織、臓器が毒物Aに反応します。消化器系ならおう吐、腹痛、下痢など。循環器系なら、発熱、動悸、不整脈、ショックなど。神経系なら、痛み、めまい、頭痛、不眠など……。これらは、まとめて「副作用」と呼ばれます。製薬会社にしては黙殺、無視したい症状群です。しかし、副作用のない薬は、存在しません。じつは、これら副作用群の存在こそ、医療マフィアが薬物療法を推進する裏の理由なのです。〝かれら〟は副作用群が患者に発症すると、さらに、それを抑えるため症状ごとに、医薬品を投与する。発熱なら解熱剤、下痢なら下痢どめ、痛みには痛みどめ……。こうして、投薬の種類と量は、幾何級数的に増えていきます。まさに、製薬会社にとっては極楽、そして患者は地獄です。

⑷**薬物耐性**：生体は、外部からの刺激に対して、なんとか生命を維持しようとします。毒物を投与されると、生存のために反応します。その一つを「主作用」として製薬メーカー

は、医薬品として販売するのです。しかし、投薬を続けるうちに、身体はその〝毒〟に耐性を獲得して、反応しなくなります。メーカーからみれば、薬が「効かなくなった」ので投薬量を増やす。こうして、薬物耐性の生じた患者への投薬量は増えていきます。

(5)**薬物依存**：慢性的に投薬を続けると「命の振り子」は傾いたままになります（前掲図左）。すると、生体はこの振り子の位置を、〝正常〟と錯覚して生命活動を営みます。薬が切れると振り子は、真に正常な左の位置に戻ります。しかし、生体はこれを〝異常〟と錯覚し、苦痛を感じるのです。それが禁断症状の苦しみです。すぐに投薬すると振り子は偽の〝正常〟値に戻り苦痛も去り、患者は快感を味わいます。これが薬物中毒です。依存症で患者は死ぬまで薬を手放せない。製薬会社は笑いが止まらない。五つの大罪の罪は余りに深い。

4　近代医学理論は、どれもこれもペテンだった

(1)**「細胞起源説」**：〝近代医学の父〟ウイルヒョウ（前出）の過ちは、「機械論」だけではありません。

彼は「細胞は細胞分裂のみから生じる」と断定しています。いわゆる「細胞起源説」です。それは、まさに生理学・医学の中枢理論（セントラル・ドグマ）として今日にいたります。いまだ、世界の生物学、医学テキストの中心には「細胞は、細胞のみから生じる」と書かれています。だから、生物学者や医学者は、それを、至極当然な絶対律と信じきっています。ところ

が、その後、多くの医学者たちが、細胞以外の物質から細胞が発生する現象を観察しています。たとえば、千島・森下学説で知られる千島喜久男博士は、鶏卵から赤血球細胞等が生じる様子を観察し、もう一人、森下敬一博士も、小腸で消化された栄養源から、赤血球が発生する事実を証明しています。これらが、「腸管造血」「細胞新生」を裏付けています。「細胞起源説」はこうして否定されたのです。

(2)「ガン無限増殖説」：ウイルヒョウは「ガン細胞は一つでも生まれると、宿主《しゅくしゅ》である患者を殺すまで増殖する」と唱えました。ところが、その後の研究で、人体には毎日、平均して約五〇〇〇個ものガン細胞が生まれていることが判明しています。ウイルヒョウの「ガン細胞無限増殖説」が正しいなら、人類は一〇〇万年以上も過去に絶滅していたはずです。毎日、数千個のガン細胞が生まれているのに、ガンにならないのは、体内をNK（ナチュラル・キラー）細胞がパトロールして、ガン細胞を攻撃、殺しているからです。NK細胞が発見されたのは一九七五年。このNK細胞理論こそが、ウイルヒョウ理論を完全否定するのです。なのに、いまだ世界の医学教科書はガン細胞無限増殖説を盲信しています。誤ったガン理論に〝洗脳〟された医者にガンがまったく治せないのもあたりまえです。

(3)パスツール理論：ルイ・パスツール（一八二二〜一八九五）は細菌の存在を最初に発見、証明した業績で有名です。彼は「病気は、目に見えない病原菌によって起きる」と主張し、さらに、細菌（バクテリア）は細菌のみから分裂して生じ、自然発生などありえない、と主張しました。しかし、後に千島や森下らは、バクテリア等の自然発生を証明しています。

「現代医学は大きな嘘に基づいている」。これはなんとパスツールの臨終の言葉です。

(4)ジェンナー：エドワード・ジェンナー（一七四九～一八二三）は〝予防接種の父〟と称えられています。彼は八歳の少年に牛痘にかかった農婦の膿《うみ》を接種し、六週間後に少年に天然痘を接種したら発病しなかった。このわずか一例の人体実験で、彼は英国政府に称賛され、その種痘法は欧州全土で熱狂的に推進されたが、逆に爆発的な天然痘の大流行を引き起こした。「種痘が原因だ！」とドイツ宰相ビスマルクは激怒し厳禁したほどです。

5 〝栄養学の父〟ですら詐欺師の頭目だった

●カロリー、肉食、フォイト偽りの栄養学

カール・フォン・フォイト。ドイツ、ミュンヘン大学に四五年間も君臨した栄養学界の大ボスです。その第一の罪は、肉食礼賛です。彼は動物たんぱくを絶賛し、植物たんぱくを劣等と切って捨て、炭水化物は「栄養が乏しい。食べないよう」と、にべもない。彼はドイツ国民の栄養状態を調査し、成人一人四八グラムのたんぱく摂取を確認、これで十分なのに、かく宣言した。「国民よ、一日一一八グラムたんぱくをとれ！」。彼には、たんぱくイコール肉です。さらに、「良い物に取り過ぎなどない」と無茶苦茶な暴言には呆れます。

なぜ、不可解な肉食推進を行ったのか？　おそらく食肉業界と癒着していたはずです。国民が二・五倍肉を食べれば食肉の売上げは二・五倍です。さらに、軍部の思惑《おもわく》もあったでしょう。

肉食は体位向上と攻撃性、俊敏性を養うからです。これらは兵士には理想の素質です。しかし、現在、肉食者の死亡率は菜食者にくらべて、心臓病は八倍、大腸ガン四〜五倍、乳ガン五倍、糖尿病四倍弱……と、肉食の惨澹《さんたん》たる有害性が判明しています。

フォイトの肉食礼賛は、大量の病人製造理論だったのです。

●奇人学者の妄想が栄養学の中心に

第二の過ちは、カロリー理論です。彼はエネルギー源は食物が酸素と化合する熱量と考えました。食品をじっさい鉄釜で燃やして熱量を測定し、カロリー量から生命維持に必要熱量を算出。成人は一日二四〇〇キロカロリー、寝ていても一二〇〇キロカロリー必要と算定し推奨した。しかし、生体と鉄釜の同一視は荒っぽい。私の友人、森美智代さんは一日青汁一杯だけで二〇年生きています。わずか五〇キロカロリー。基礎代謝熱量の二四分の一。フォイトに言わせれば確実に餓死する量です。しかし彼女はふっくらしています。彼女の存在こそカロリー理論破綻を証明します。後の研究者はフォイト栄養学を「科学・医学・統計学のなんら検証もない空想の産物」と酷評しています。しかし、奇人学者の妄想が、今も世界の栄養学教科書の中枢に居座っているのです。

フォイトの忠実な弟子たちが、世界中に師の教えを伝導したからです。アトウォーターはアメリカ大陸に渡り米国政府に取り入り、国立栄養研究所を創設させ、みずから所長に就任しています。そして「アメリカ人は一日一二五グラム〝肉〟を食え！」とぶったのです。現在、米政府のたんぱく推奨値は約五五グラム。二倍強も有害な肉食を扇動した罪は深い。こうして肉食信仰は世界中に熱病のように広まり、人類はいまだ肥満、心臓病、脳卒中、糖尿病、ガン、難病など肉食の弊害に悩まされています。背後で、〝闇の支配者〟の得意笑顔が目に浮かびます。ちなみに、生命エネルギー源は、現在①**酸化系**、②**解糖系**、③**核反応系**、④**宇宙エネルギー系**の四つが確認されています。

6　栄養学から医学まで、闇勢力に完全支配された学問

●抹殺弾圧された学説に真理あり

〝かれら〟闇の勢力に抹殺された数多くの学説、学問にこそ、実は真理があるのです。

■ヒポクラテス理論：〝闇の支配者〟らは、恐れ多くも医聖の箴言《しんげん》すら土足で踏みにじり、歴史の闇の奥に封印した。本書冒頭の医聖の言葉に初めて接した人も多いはずです。

■ヨガ理論：「断食は万病を治す妙法」は、ヨガの根本教義です。この真実が広く知られると、みんなファスティング（断食・少食）で病気を治し、誰も病院に来なくなる。そこで、古代ヨガの叡智も学問、メディアから封印したのです。しかし、いまやペンタゴン（米国防総省）やＮＡＳＡ（米航空宇宙局）ですら、兵士や宇宙飛行士の訓練に、古代ヨガ呼吸法を必須カリキュラムとして取り入れているのです。これは、米政府が現代医学や生理学を見限っていることのなによりの証しです。

■**食事療法**：「食」は万病を防ぎ、万病を治します。玄米正食（マクロビオティック）、食養、ベジタリズム（菜食主義）は、いくら黙殺、弾圧されても、いまや世界中に広く広く浸透しています。なにしろ、ロックフェラー一族がベジタリアンなのですから‼

■**ホメオパシー**：ついでにいうとロックフェラーや英国王室などフリーメイソン中枢一族は、全員、「薬はぜったい飲まない」「医者は身近に近づけない」。

彼らが病気のときにかかるのがホメオパス（ホメオパシー医師）なのです。自分たちで弾圧しておいて、こっそりかかるのはズルイですね。

■**鍼灸治療**：東洋医学の真髄です。経絡、経穴の存在と効能を現代医学もようやく認めています。欧米に公私立の鍼灸学校が数多く生まれているのが、その証しです。

■**気功療法**：これは施術者が「気」エネルギーを患者に与えることで、治療します。手当て療法などは、「診断」「治療」効果が認められ欧米で保険適用が常識です。ぎゃくにルーツの日本では詐欺罪で逮捕されます。皮肉というか、喜劇です。

■**波動療法**：ドイツで独自に生まれた療法です。人体に低周波の波動を当てると、劇的に治療効果が上がることで、深く静かに評価が進んでいます。

■**AWG波動療法**：日本の研究者らが開発、警察から逮捕される弾圧にも屈せず、静かに広まっています。乳ガン患者で乳房全摘した女性に、新たな乳房が生まれる奇跡が起きています。これは、人体の各組織、臓器、器官は各々固有の周波数をもっているからです。装置の波動が胸の万能細胞を活性化し、乳房再生をうながしたのです。

■**ベッカー理論**：米国のロバート・ベッカー博士が確立した「電気医療」理論。傷を負った体細胞は神経ネットワークの一次治癒電流刺激で、いったん万能細胞に戻り、二次電流による各々周波数に応じて、万能細胞は各体細胞にフィードバックし傷はもとどおりに完全治癒するのです。

■**ソマチッド理論**：フランスの生理学者、ガストン・ネサンは、超高精度顕微鏡で赤血球の一〇〇〇分の一以下という微小な生命体を発見し、これをソマチッドと命名しています。それは、宿主の感情などにも反応し、一六段階に変態することも観察されています。それは、「不死の生命体」と言われ、鉱物や植物、動物にも存在します。ネサンは論文発表しても、学界から黙殺され、ソマチッドを活用した治療法で患者を治すと検挙され、裁判にまでかけられるという過酷な弾圧を受けています。

■**元素転換理論**：フランスのルイ・ケルブランは、生体内で元素が転換していることをつき止め、論文発表しました。一時、画期的発見とノーベル賞候補にもなったのですが、一転、学界から完全黙殺され今日にいたります。しかし、ニワトリに一グラムのカルシウムしか含まない菜っ葉を与えたら一一グラム、カルシウムを含む卵が生まれる——という「鶏と卵」の命題を、現代科学は、だれ一人回答できない、のです。小学生のクイズなみですが、それに明解な解を与えるのがケルヴランの「元素転換理論」です。菜っ葉のカリウムがカルシウムに元素転換したのです。

■**カントンの犬**：フランスの生物学者ルネ・カントンは、愛犬の血液を全て抜いて、海水を薄めて入れ替える、という実験で、見事に成功しています。これは、輸血が無駄でまちがいであることの証明です。海水は、古来〝血潮〟というように、生命の母体なのです。カントンの犬の実験は、体細胞が血球細胞に戻る……千島・森下学説の証明ともなります。

■プリオン仮説：「狂牛病」の病原体は、たんぱく質だった……。それは、プリオンたんぱく質と呼ばれ、DNAがないのに増殖する。つまり、たんぱく質がDNAを合成する、という事実を証明しているのです。やはり千島・森下学説を裏付けます。

■STAP細胞：「リンパ球が体細胞に変わる現象を小保方さんは見たのでしょう。だから、STAP細胞はあります」（森下敬一博士）

マスコミ挙げての小保方さんバッシングは、理化学研究所に生物特許を取らせないための〝闇の勢力〟の仕掛けだったのです。

――以上これら事実をメディア、学界はいっさい黙殺です。闇支配のみごとな〝成果〟です。

7　半世紀もの弾圧の闇から復活！――千島・森下学説

●「食」は「血」から「肉」となる

これは、戦後、千島喜久男博士と森下敬一博士が唱えた新しい生命理論です。

それは、既成学界から徹底的に弾圧され五〇年以上も歴史の闇に圧殺されてきたのです。

しかし、いま、闇の奥から眩しい光芒を放ち、復活してきています。

はっきりいって、千島・森下学説を知らない生物学者、医学者は、完全に時代遅れです。

この学説こそ、生命の不可解な現象に、明快に「解」を与える最先端理論といって過言ではないでしょう。

その理論の根幹は――**「食」は「血」となり「肉」となる**――

「食」（食べたもの：栄養）が血（血球細胞）になり、それが「肉」（体細胞）になる。

これを「同化」作用といいます。

飢餓や断食の時は――**「肉」は「血」となり「食」となる**――

つまり、「肉」（体細胞）が、「血」（血球細胞）に戻り、「食」（栄養）になる。

これを「異化」作用といいます。

この「同化」と「異化」の流れが、まさに生命現象なのです。ところが、現代医学は、こんなかんたんなことが理解できないのです。その理由をたずねると仰天します。

「そんなこと、教科書に書いていない！」。まさに教科書秀才のなれのはて。彼らの頭につまっているのは、思考能力とは関係のない〝石コロ〟です。

●「腸管造血」「細胞可逆」「細胞新生」

これら〝生命の流れ〟が判れば、千島・森下学説はかんたんに理解できます。

千島・森下学説には大きく三本の柱があります。
(1)**「腸管造血」**：今も生物学界、医学界は「血は骨で造られる」と教えています。

これは、じつに稚拙なまちがいです。それは、「異化作用」で体細胞の一部、骨髄が血球細胞に戻る現象を「血は骨でできる」とかんちがいしたのです。

この致命的まちがいは、悲喜劇も引き起こしています。白血病〝治療〟に行われる骨髄ドナーや移植がそうです。「骨髄から血は造られる」と盲信した悲劇です。

(2)**「細胞可逆」**：「血」（万能細胞）は、「肉」（体細胞）に変化し、飢餓・空腹では「肉」（体細胞）は「血」（万能細胞）に戻ります。これが、「細胞可逆」です。

(3)**「細胞新生」**：腸では消化された食物が、赤血球細胞に変化しています。つまり、無生物の物質が赤血球細胞に変化しているのです。これが「細胞新生」現象です。だから、ウイルヒョウの「細胞は細胞分裂のみで生じる」という説は、完全な誤りです。

これらは虚妄の現代医学医療を根底からくつがえす破壊力、創造力を秘めています。

8　宇宙エネルギーから経絡造血へ、驚嘆の森下理論

●世界で二〇万人いる「不食の人」

千島・森下学説の千島博士は、すでに亡くなられています。しかし、森下博士は、八八歳で、極めて壮健です。博士は、千島・森下学説の三大理論をさらに発展させ、経絡造血説という壮大な生命理論に到達しておられます。

最近、「不食の人」が、マスコミを賑わすようになっています。少食でなく不食……つまり、

いっさい食事をとらず、水も飲まない。さらに、排泄すらしない……という、信じがたい超人も存在します。しかし、森下博士は、一向におどろく様子はありません。

「そういう人は、確かにいます。全世界で二〇万人はいるでしょう」

ふつう「不食」と聞いただけで、既成の研究者は「ウソだ！」「ありえない！」と拒絶反応を示します。その理由は、またもや「教科書に書いていない！」です。

不食の人は、私のまわりにもいます。一日青汁一杯の森美智代さん（前出）、ほとんど「不食」の生活です。整体療法師の米澤弘さんは「船瀬塾」の塾生です。彼は、なんと、丸一年間「まったく何も食べなかった」と証言して、私を驚嘆させています。持病の重い潰瘍性大腸炎を克服するために、実践したそうです。口にしたのはお茶など水分のみ。体重はあるていど減ったら変化せず、それから一年、不食を通しました。人間の身体の神秘的順応性には驚かされます。

●四次元エネルギーが三次元で物体化

不食を可能にするのは、食物以外からエネルギーを供給されているからです。

森下博士は、ニッコリおっしゃいました。

「身体の中の経絡に、ソマチッドが集まっていて、太陽エネルギーなどを受けるとウジャウジャ増殖するのです」

つまり、ガストン・ネサンの発見した微小生命体ソマチッドが宇宙エネルギー（氣）を吸収

図L：チューブリン微小管

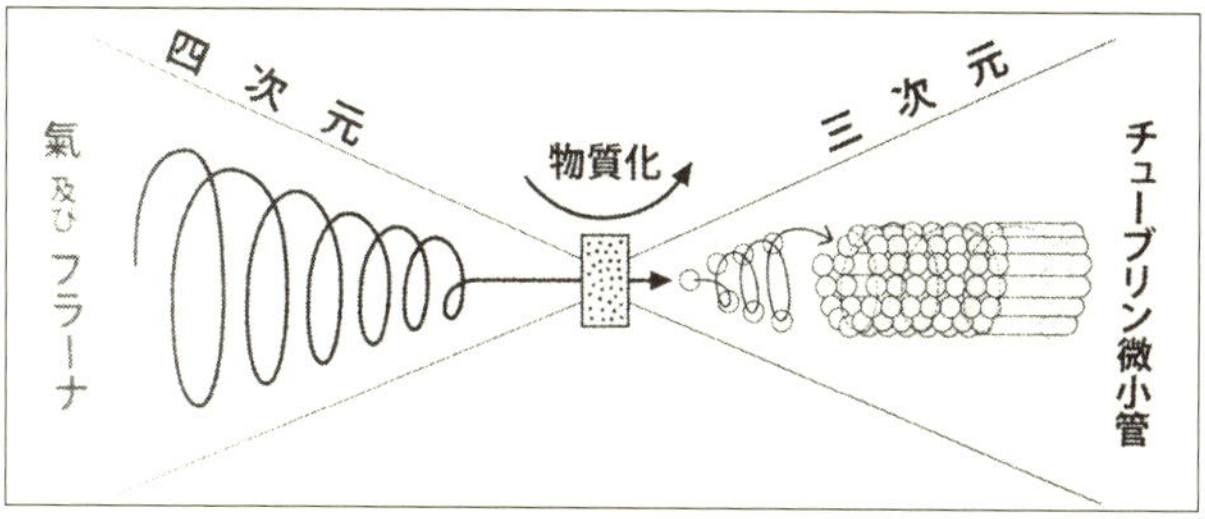

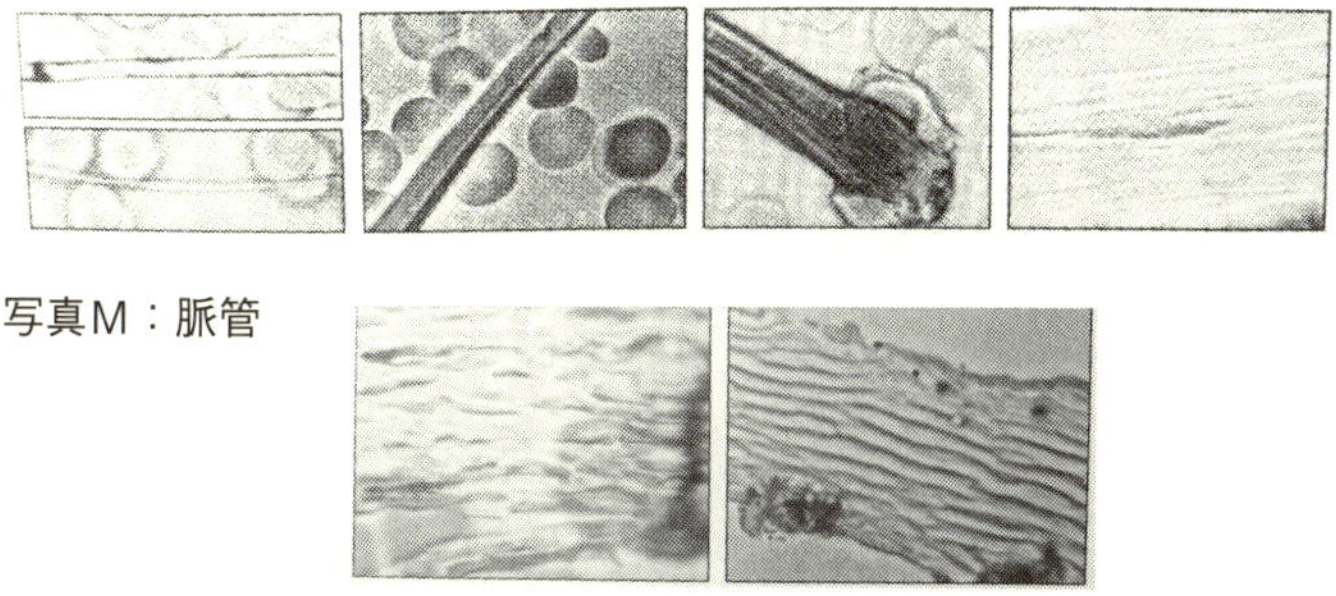

写真M：脈管

して増殖し、それが、血球細胞から体細胞へと変化していく……というのです。

つまり、宇宙からの氣エネルギーが、ソマチッドに変化し、さらに体細胞に変化していく、という。これが「経絡造血」の概要です。

「宇宙の氣エネルギーはラセン運動しています。それは、正面から見れば回転運動で、横から見ると波動です。その四次元のラセン運動は、身体で三次元になると、たんぱく分子がそのラセン運動で連なり、脈管を形成していくのです」（森下博士）

これがチューブリン微小管です（図L）。その微小管は、ソマチッドを中に養い、幾つも重なって大きな脈管……経絡、リンパ管、血管、神経などを形成していきます（写真M）。

四次元エネルギーが三次元で物質化し生命を養う……既成理論が根底からふき飛ぶ痛快理論です。現代医学や科学に欠落していたのは、氣エネルギー概念です。それを黙殺してきたため、生命現象の根幹を見失ってしまったのです。

第9章　流れが変わった！　メディアも続々、医療批判

1　糖尿病治療は受けるとアブナイ

●糖尿病の薬は、もう飲むな！

「長生きしたければ、病院に行ってはいけない」

まるで、私の本のタイトルのようです。実は、かつて『週刊現代』が組んだ特集見出しです。同誌は、医療批判では、まさにマスコミの先鞭をつけています。そして、二〇一六年、その筆鋒は、さらに鋭くなっています。

「飲み続けると、すごい副作用が、あなたの体を壊す――」「糖尿病の薬はもう飲まなくていい」（七月二日号）。

とても商業メディアのタイトルと、思えません。

これは特集「医者に言われても『受けてはいけない手術』『飲み続けてはいけない薬』」の第二弾。そのメッセージは、明快です。

「……検査の値が、基準値を超えたら、毎日薬を飲んでください――医者のこの言葉に、盲従している人が、どれだけ多いことか。もう惑わされるのはやめよう」（同誌）

まさに、そのとおり。

同誌の至極まっとうな主張には、根拠があります。二〇一六年五月二〇日、「日本糖尿病学会」と「日本老年医学会」が、糖尿病の判定基準値の「見直し」を発表したのです。

これまで血糖値が六・五％を超えると一律「糖尿病」と判定していたのに、高齢者は七・五％まで、七五歳以上なら八％までＯＫ……という。さらに、認知症の人は八・五％までよろしい……つまり、「糖尿病でない」という。

●糖尿病薬　インスリンで心不全

「そんなに、いい加減なものだったのか！」

医者のご託宣に、おとなしくしたがってきた患者は、だれでもアタマにくる。

同誌に登場した医師は「高血糖より、低血糖のほうが、よっぽど恐ろしい。『血糖値の下げ過ぎ』で体調を悪くしている高齢者が多い」

糖尿病学会は、その事実を知っているため、コッソリ基準値の〝見直し〟を発表したわけです。同誌は告発する。

「心臓病で亡くなる高齢者の中には、日頃から糖尿病の薬を常用している人が少なくない。『薬による低血糖で心不全になり、亡くなった人』が、実際には相当数、混じっているのだ」

こうなると完全な薬害、巨額の損害賠償裁判を起されても仕方がない。学会の対応は、それを恐れたのでしょう。「糖尿病薬を飲んだり、インスリン注射が逆に大事な寿命を縮めている

――こんな哀しく、馬鹿馬鹿しいことはない」（同誌、要約）

2　糖尿病、クスリで悪化、早死に、認知症

●インスリンで死亡率二二％悪化

二〇〇一年から、アメリカ、カナダで大規模な実験が行われています（「アコード試験」）。

それは、糖尿病患者の二つのグループを比較したものです。

Aグループ：インスリン投与で、血糖値を厳しくコントロールしている。

Bグループ：インスリン無しで、血糖値も気にせず食事療法をしている。

三年後の死亡率は、予想に反してAのほうがBより二二％も高かったのです。

そして「薬で無理に血糖値を引き下げると、心臓に負担がかかり、心筋梗塞を起すことが判明した」のです。

●薬で後戻りできなくする仕掛け

医者のすすめるまま血糖降下剤とインスリンを併用している人も多い。すると……。

「血糖値が下がり過ぎ、倦怠感、抑うつ症状になる。重症低血糖状態が続くと、血糖値をあげるためアドレナリンを分泌し、血管が収縮します。高齢者の場合、心筋梗塞を引き起こしたり、認知小脳を衰えさせることが珍しくない」と同誌で、医者も告発する。

私は前書『食べなきゃ治る糖尿病』で、血糖降下剤は、患者を悪化させ、軽度の2型糖尿病

を、重度の1型糖尿病に移行させるための陰謀である……と指摘しています。

それを証明する証言です。

「血糖降下剤（SU剤）で、すい臓はボロボロになり、二度とインスリンをつくることができなくなってしまう。後戻りはできない」「するとインスリン注射に移行する以外、策はなくなる」（渡辺昌医師、同誌）

●医者が薬を売りたいだけ。もう飲むな

良心的医師も現在の糖尿病治療を真っ向から否定する。

「そもそも、現在主流になっている『体内のインスリン濃度を上げ、血糖値を下げる』という治療法そのものが、間違っているのです。薬を過剰に使い、低血糖の発作が起きれば、命を落とす危険性がある。高齢の方であれば、なおさらです」（新井圭輔医師　同）

日本の糖尿病患者は、約三一七万人で、右肩上がりで急増中です。一方で、糖尿病にかかる医療費は、年に一兆二〇〇〇億円超です。血糖降下剤など治療薬の売上げも四〇〇〇億円を突破しています。

「……医療産業は、もはや糖尿病無しには立ちゆかない。『糖尿病依存症』だということである」

こうして同誌は、結論づける。

「医者がクスリを売りたいだけ。多くの人にとって、もう糖尿病の薬は使わなくてもいい。医

者や病院のために糖尿病薬を使い続ける必要など、まったくない」

3 薬の「飲み合わせ」で、死にます

●相乗作用で死んでも闇の中へ

「飲み合わせをまちがうと、死にます」

『週刊現代』（前出）は、ここまでハッキリ書きます。

日本の高齢者は、あきれるほどクスリ漬けです。一人で「降圧剤」「糖尿病薬」「コレステロール低下剤」など飲んでいる人も珍しくない。いわゆる、生活習慣病の薬です。ところが、これらには、各々副作用があります。その「副作用」と「副作用」が掛けあわさると、思わぬ症状があらわれます。これが相乗作用です。

その相乗作用で「死ぬ」と同誌は断言しているのです。

「複数の薬を飲み合わせている場合は、副作用が増幅されたり、思いもよらない作用が出たりすることもある」（同）

「医薬品添付文書」を読めば「併用禁忌」という「警告」があります。一緒に処方すると危険な薬がズラリ。しかし、医師は、「添付文書」をまったく読んでいない。だから、クスリの危険な掛け算で、命を落としている患者は、おびただしい数に上るはずです。しかし、順列組み合わせで発生した〝薬害〟が表に出ることはありません。

真相も、責任も、すべてが棺桶のなかに永遠に封じ込められるのです。

以下、「飲み合わせ」の恐いクスリです。

■**「ブラビックス」**：これは「血液を固まりにくくする薬」。正式は「抗血小板薬」と呼ばれます。心筋梗塞や脳梗塞の再発を防ぐため処方されています。医者は「血液ドロドロを改善する薬です」と患者に説明しています。非常にポピュラーな薬です。こういう患者が手術を受けると危険です。出血が止まらなくなり死亡します。

■**「降圧剤」**：「ディオバン」など「降圧剤」と「痛みどめ」（ロキソニンなど）のかけあわせも危ない。消炎鎮痛剤などは血圧をあげる作用があり、「降圧剤」の処方が過剰になってしまう。アクセルとブレーキを同時に踏むのと同じ。身体には深刻な負担となります。

■**「コレステロール低下剤」**：薬効成分「スタチン」は、筋肉が溶けだす横紋筋融解症という深刻な重大副作用があります。ところが、他の抗脂血症薬や免疫抑制剤などとの併用は、この副作用を加速します。

■**「血糖降下剤」**：他の薬と併用すると、血糖値を下げ過ぎて、手指の震え動悸を招くことも。利尿剤と併用すると尿が出過ぎで脱水症に。

飲み合わせによる死亡事故は、新薬の方が多い。認可のとき、他の薬との相乗毒性はいっさい治験が行われない。だから、添付文書に副作用記載がないから安全だと考えるのはまちがいです。厚労省に副作用情報が寄せられて初めて「併用禁忌」が「添付文書」にかき加えられていく。つまりは、患者は人体実験のモルモットなのです。

4 「痛風薬」──飲み続けてはいけない

●「痛くてやめられない」アリ地獄

「これがいちばんヤバイ」と同誌が断言するのが痛風の薬です。

私の友人にも、医者からいわれるまま何年も飲み続けている者が多い。すると「痛くて薬をやめられない」という悪循環に陥る。医者、製薬メーカーにすれば、ねらったとおりです。

■「ザイロリック」：痛風薬として、よく処方されます。ところがこの〝薬毒〟が腎臓に蓄積されやすい。副作用も恐ろしい。体中の皮ふがむけてしまう「皮ふ粘膜眼症候群」や「手足のしびれ」「目まい」「アナフィラキシーショック」（血圧低下など）が報告されています。心臓病の患者が飲まされる血液凝固を防ぐ薬「ワーファリン」などと一緒に飲むと、〝薬毒〟代謝を妨げて肝臓・腎臓機能を傷める可能性があります。

「万が一副作用が出てしまったら、痛風の激痛を取るか、重篤な副作用を取るか？　究極の選択を迫られる──なんともヤバくて恐ろしい」（同）

■「フェブリック」：最近開発された新しい痛風薬で、重篤な副作用は報告されていない。だから「添付文書」に載っていないだけ。今後、さまざまな副作用や併用の相乗被害が続々、報告される可能性がある。

●死ぬまで止められない薬地獄

「どんな副作用があるかわからない薬の力を借りずに、痛風の恐怖から逃れるには、生活習慣病を変えて尿酸値を下げていくしかない」（同）

そのとおり。一方で飲めや歌えの暴飲暴食をくりかえし、痛風になったら、慌てて医者に行って、本来、有毒な化学物質である「痛風薬」を飲む。〝薬毒〟を定期摂取すれば、死にも関わる症状（副作用）に襲われるのは当然です。

「痛風の薬が恐ろしいのは、一度飲み始めると『ほぼ、永久に飲み続けなければならない』ということだ」「激痛から逃れるために、一度手を出すと、そこから先は永久に蓄積していく副作用の恐怖が待っている」（同）

覚せい剤中毒と、まったく同じです。これは、他のすべての薬にいえる恐ろしさです。

●ファスティング（一日一食）で完治！

何人もの痛風で悩む私の友人は、みごとに完治に成功しています。

それは、私の著書『やってみました！一日一食』（三五館）等を読んで、一日一食を実行しただけです。それで痛風は治り、体調は見事に回復し、体はひき締まり、見かけは若返り、さらに仕事もはかどるようになったのです。

5　女性もヤバイ！　飲んではいけない

●生理痛薬で死に直結する腸閉塞

「女性が飲み続けると危ない薬」も、同誌は警告しています。

その種類も、数も、あきれるほどです。あなたが毎日飲んでいるクスリの名前を、チェックしてみてください。「ロキソニンで腸閉塞」「ナサニールは骨が弱くなる」「プレマリンは発ガンリスク」「クロミッドは飲み過ぎると卵巣が腫れる」……。

■「ロキソニン」（痛みどめ）：これは女性が使うクスリの代名詞です。「生理痛」「頭痛」に愛用しているかたも多い。二〇一六年三月、この有名薬に、重大な副作用があることがわかり、製薬業界が震え上がったという。これも、多くの女性たちの〝人体実験〟で発覚したのです。厚労省が公表した重大副作用「小腸・大腸の狭窄・閉塞」が「添付文書」に追加されたのです。
つまり「腸が詰まる」！　「腸閉塞」は、即、死に直結します。

別項で警告したように「痛みどめ」は「血行を抑える」作用があります。すると「体温が低下し、多くの女性が苦しむ『冷え性』『肩こり』を悪化させる。より深刻なのは『子宮が冷える』ことで、『子宮筋腫』など婦人病が発症しやすくなる」（同）

●更年期の薬で乳ガン二倍

■「ホルモン薬」（更年期薬）：更年期の女性は、あぶない。病院に行くと医者はさまざまな「ホルモン剤」を処方します。しかし長期服用すると、乳ガン発症リスクが高まる。

英国の大規模研究によれば、使用期間一～四年で一・七四倍、五～九年でなんと二・一七倍になる。更年期の薬を飲み続けると二倍以上乳ガンになるのです。

■「避妊用ピル」：これも成分は、ホルモン剤（女性ホルモン）。低用量ピルに重大副作用、血栓症リスクがあることは、ほとんど知られていない。これは血管が詰まる病気で、脳梗塞、心筋梗塞など致命的な結果を引き起こす。日本産婦人科学会に寄せられた情報だけでも、ピルを服用していた女性一三人の血栓による死亡例が報告されています。

■「生理痛薬」（スプレキュア）：「生理痛」「月経過多」「子宮内膜症」に使われる薬も注意が必要です。まず「性欲減退」「精神症状」などから「骨を弱くする」深刻症状まで引き起こす。「骨量・骨密度」の低下は骨折、背曲がりなど女性高齢者に思わぬ副作用をもたらすのです。

■「排卵誘発剤」：高齢者や不妊症の女性に投与される「クロミッド」は、卵巣が「膨張する」という不気味な副作用があります。医者は、それを抑えるため、さらに他の薬を投与という薬地獄へ……。

医者のいうまま、いわれるままに、安易に薬を飲み続けた代償で、命を落とす――そんな悲劇が多発しています。そして、だれも気づかない、という恐ろしさ。

6　医者のクスリで死にかけた!

『週刊現代』(前出) は、「『被害者』たちの告白、私は医者に出された薬で、死にかけました」と、被害例で警鐘を鳴らしている。

■**「降圧剤」**(ディオバン):服用半年で心臓がバクバクし、息苦しい。ある日、朝食後に意識を失った。妻に救急車を呼んでもらった。医者は薬が効き過ぎて低血圧になってしまった、という(男性　七五歳)。

この方の血圧は、上が一七五、下が一〇〇と、かつての「基準値」では、まったく正常なのに、高血圧と〝診断〟されている。意図的に基準を下げた〝仕掛け罠〟の犠牲者といえます。

●「降圧剤」でボケ老人を大量生産?

■**認知症**:朝しか飲んでいなかったのに、朝、昼、晩飲まされるようになって痴呆が出てきた。夜中にこっそり食べたり、朝食を三度も食べたりし始めた(女性　八一歳)。

原因は、「降圧剤」の飲み過ぎで、脳の血流が下がってボケが出てきたのです。薬量を元に戻したら、みるまに改善したそうです。現在、高齢者の二人に一人は「降圧剤」を処方されています。そして、認知症も激増している。つまり、「降圧剤」によるボケ老人が、大量生産されている疑いがあります。

■「**禁煙補助剤**」：「お医者様で禁煙！」ＣＭでおなじみの「キャンピックス」には、「自殺」「攻撃性」など、驚きの重大副作用があります。「禁煙を目指して服用後、突然、衝動に駆られて自殺してしまった」という男性の例もあります。

長生きしようと禁煙して、かえって寿命を縮めた……これは皮肉な現実です。

●そもそも薬は全て〝毒〟である

「薬で死にかけた人」は、まだ幸運なのかもしれません。おそらく「薬で死んだ」（殺された）人は、何十、何百万人と、それこそ数えきれないほどいるからです。アメリカの死亡原因一位が「医療」であることを思い出してください。犠牲者は年間で七八万人……。日本も同じでしょう。発表されるガン死の八〇％、約三〇万人の大半は、抗ガン剤の超猛毒で〝毒殺〟されたのです。「医者は判らない病に、判らない薬を処方する」。フランスの哲学者の警句（皮肉）です。つまり、盲滅法。病気の原因も判らない。なのに毒性も判らない薬を投与する。病気が治るはずがない。それどころか悪化し、死んであたりまえです。「……本質的には薬は〝毒〟です。自然でないものが体内に入れば、拒否反応があって当たり前なのです」（南淵明宏医師　同）

以上――。警告してきた『週刊現代』も結論づける。

「医師や薬を妄信しない――それが健康な生活のための最高の処方箋かもしれない」

7　ガン手術、医者がすすめても、断れ！

●医療特集で部数一〇万部アップ

これまでのように『週刊現代』の医療告発特集は、三弾、四弾……と続いています。

私が二〇年以上にわたって言い続けてきたことを、マスコミも真っ向から取り上げ始めたのです。その背景には、医療告発を行うと部数が一〇万部以上伸びた、という現実があります。

それだけ、読者は隠された真の情報を求めているのです。一時、同誌の告発を「偏っている」と攻撃していた『週刊文春』も、手のひらを返すように医療批判を展開しています。

「ガン名医が警鐘、『こんな手術は断りなさい』」（二〇一六年七月一四日）

これは「肺ガン編」となっています。引き続き連載で「胃ガン、大腸ガン、乳ガン、肝胆膵ガンも特集する」という。さて、肺ガン手術は「早期発見でも、慌てて手術しない」「知っておくべき胸開鏡手術のリスク」……など。

●一〇年で一ミリ！の遅いガン

「早期肺ガンが見つかっても、医師に言われるまま焦って手術をしてはいけない」（同誌）

その理由は、旧来のX線検査にくらべて精度の高いCT検査が普及したから。その結果「すぐに手術する必要のない腫瘍の影が多くみつかるようになった」（同）

それは〝すりガラス状陰影〟という。「一〇年で一ミリていどという非常に遅いスピードでしか大きくならないものも。慌てて手術する必要はない」と専門医。

それにもかかわらず、手術を急がせる外科医がいる。

「勉強不足なのか、手術数を稼ぎたいだけなのか。経過観察もありうることを説明してくれない外科医は断ったがいい」（同）

●代替療法にまったく無知な医者たち

同誌で記述される肺ガン開胸手術も痛々しい。
「右肺全摘手術を受け、背中の肩甲骨の下から脇の下にかけて二〇センチほど切開した。その後、合併症に苦しんだ。三か月後に、感染症を起こし、右肺があった部分に膿がたまる。排出するため、胸にこぶし大の穴を開けて、ガーゼを詰める処置をしている。一日一、二回、取り替える。微熱が続き食欲が落ち、たまに高熱も出て、気持ち悪さもある」（四〇歳代、男性）
あなたは顔をそむけたくなるでしょう。そもそもガン治療自体がブラックコメディ。抗ガン剤、手術、放射線……以外を認めない。やらせない。まさに国際医療マフィアに操られた〝悪魔の医術〟。医師も食事療法、ファスティング、呼吸療法など代替療法にまったく無知です。たとえば一〇センチ大のガンが、断食療法で半年で完全消滅するのです。

8　未熟医師、練習ついでに、人体実験――死んでもわからない

●医者と病院に殺されるな！

週刊誌だけでない。他のメディアも医療批判一色です。

「医者と病院に殺されない！」。ズバリのタイトルは『別冊宝島』（2388号）。

そこには、医療の詐偽と地獄が真っ向から批判されています。

▼「『医療利権』でカネを巻き上げられる国民」▼「貧困の患者が見殺しにされる『医療格差社会』」▼「厳しすぎる『治療基準値』で健康な人もクスリ漬け！」▼「『診療明細書』でわかる医者のボッタクリ！」▼「この世の中で『風邪薬』ほどムダなものなし！」……など、至極もっともな医療告発です。

同誌で、もっとも力を入れているのが「大学病院の恐ろしい現実――知らないのは患者だけ」。

■近藤誠医師も舌鋒を振るっています。

『医者に殺されない47の心得』（アスコム）がミリオンセラー。「大学病院で医療事故が多発するのは、一定数の患者の〝犠牲〟は、国も病院も〝想定内〟だからです」。たとえば「技術が未熟な医師に、練習で〝人体実験〟をさせている」。これでは、事故が起きないほうが不思議です。「少しくらい死んでもかまわない」とは「それより医療利権が大事」だからです。つまり大学病院は「殺して儲けて何が悪い」と開き直っている。「薬をたくさん出す医者は疑っ

てかかれ」「医師もいい加減だが、患者も医師を信じすぎる」（近藤医師）

■医療批判を続ける勇気ある内海聡医師も登場します。

「医療は、そもそも〝殺す〟ことが目的」「〝診断〟に科学的根拠はなく、精神科医が、精神病患者を量産している！」「患者は病院でクスリ漬けにされるだけ」「とりわけ、依存し、破滅に向かう向精神薬は、〝覚せい剤〟と同じと考えるべき」「抗精神病薬の依存性はヘロインよりも強い」「暴力性を誘発する抗うつ剤の副作用で殺人事件などが多発している」

■東大医科学研究所、上昌広教授も、医療利権集団を断罪します。

「〝医療ムラ〟が国民の生命を脅かしている」「巨大な権益を守るために官・民・学が一体――不正や癒着を生む構造は、〝原子力ムラ〟と同じ」。たとえば「まともな臨床研究をやらない医師にまで、『億』という巨額予算が配分される」「製薬会社は医師に飲ませて、食わせて、接待漬け」。一つの黒い利権集団（ムラ）が形成され、そこに安住する限り〝ムラ人〟生活は安泰です。しかし、少しでも逆らうと〝ムラ八分〟の凄まじいイジメが待っている。

「〝死ぬ必要のない人〟が病院で死んでいる――」。同誌の叫びは重い。しかし、今日も病院の待合室は満杯である。〝洗脳〟と〝無知〟は、ここまで恐ろしい。

主な参考文献

『医療殺戮』（ユースタス・マリンズ著　ともはつよし社）

『医者に殺されない47の心得』（近藤誠著　アスコム）』

『クスリをいっさい使わないで病気を治す本』（森下敬一著　三笠書房）

『医者が患者をだますとき』（ロバート・メンデルソン著　弓場隆訳　草思社）

『がん患者よ、近藤誠を疑え』（近藤誠著　日本文芸社）

『こわいカゼ薬』（本畝淑子、宮田雄祐著　三一新書）

『血液の闇』（船瀬俊介、内海聡著　三五館）

『「五大検診」は病人狩りビジネス！』（船瀬俊介著　ヒカルランド）

『ＳＴＡＰ細胞の正体』（船瀬俊介著　花伝社）

『週刊現代』（二〇一六年七月二日、九日）

『週刊文春』（二〇一六年三月三日）

『ガン食事療法全書』（マックス・ゲルソン著　今村光一訳　徳間書店）

『医者と病院に殺されない！』（別冊宝島　２３８８）

『ホメオパシー入門』（イラーナ・ダンハイサー著　産調出版）

『買うな！　使うな！』（１、２）（船瀬俊介著　共栄書房）

『薬を飲む人ほど早死にする30の理由』（岡本裕著　日本文芸社）

『病院で殺される』（船瀬俊介著　三五館）

『抗ガン剤で殺される』（船瀬俊介著　花伝社）

『抗ガン剤の悪夢』（船瀬俊介著　花伝社）

『病院に行かずに「治す」ガン療法』（船瀬俊介著　花伝社）

『ガンになったら読む10冊の本』（船瀬俊介著　花伝社）

『音響免疫療法』（西堀貞夫著　幻冬舎）

『ドイツ波動健康法』（ヴィンフリート・ジモン著　現代書林）

『クロス・カレント――電磁波・複合被曝の恐怖』（ロ

バート・ベッカー著　船瀬俊介訳　新森書房）
『ワクチンの罠』（船瀬俊介著　イースト・プレス）
『食べなきゃ治る！　糖尿病』（船瀬俊介著　三五館）
『3日食べなきゃ、7割治る！』（船瀬俊介著　三五館）
『やってみました！　1日1食』（船瀬俊介著　三五館）
『知ってはいけない⁉　医・食・住の怖～い話』（船瀬俊介著　徳間書店）
『ガン検診は受けてはいけない⁉』（船瀬俊介著　徳間書店）
『「長生き」したければ、食べてはいけない⁉』（船瀬俊介著　徳間書店）
『日本の真相』（1、2、3）（船瀬俊介著　成甲書房）
『かんたん「1日1食」』（船瀬俊介著　講談社）
『笑いの免疫学』（船瀬俊介著　花伝社）
『医学不要論』（内海聡著　三五館）
『人殺し医療』（ベンジャミン・フルフォード著　KKベストセラーズ）
『老人病棟』（船瀬俊介著　興陽館）
『老人病院』（黒川由紀子著　昭和堂）
『抗ガン剤は効かない』（近藤誠著　文藝春秋）
『がん治療「常識」のウソ』（近藤誠著　朝日新聞社）
『和食の底力』（船瀬俊介著　花伝社）
『がん患者よ、医療地獄の犠牲になるな』（近藤誠、ひろさちや著　日本文芸社）
『医療詐欺』（上昌広著　講談社）
『ガンは自分で治せる』（安保徹著　マキノ出版）
『暴走するクスリ？』チャールズ・メダワー著　医療ビジランスセンター）
『抗うつ剤の功罪』（デヴィッド・ヒーリー著　谷垣暁美訳　みすず書房）
『放射線被ばく　CT検査でがんになる』（近藤誠著　亜紀書房）
『酵素が太らない体をつくる！』（鶴見隆史著　青春出版）
『がん　生と死の謎に挑む』（立花隆著　文藝春秋）
『コレステロール　嘘とプロパガンダ』（M・ロルジュリル著　浜崎智仁訳　篠原出版新社）
『毒出し断食』（藤本憲幸著　主婦の友社）

『バリウム検査は危ない』（岩澤倫彦著　小学館）
『肉を食べると早死にする』（森下敬一著　ペガサス）
『予防接種トンデモ論』（由井寅子著　ホメオパシー出版）
『食養生で病気を防ぐ』（鶴見隆史著　評言社）
『クスリは飲んではいけない!?』（船瀬俊介著　徳間書店）
『超少食で女は20歳若返る』（船瀬俊介著　光文社）
『新版　ぼくが肉を食べないわけ』（Ｐ・コックス著　浦和かおる訳　築地書館）
『メタボの暴走』（船瀬俊介著　花伝社）
『がん検診の大罪』（岡田正彦著　新潮社）
『健康診断・人間ドックが病気をつくる』（中原英臣　矢島新子著　ごま書房）
『日本の「薬漬け」を斬る』（内海聡、中村信也著　日新報道）
『患者見殺し医療改革のペテン』（崎谷博征著　光文社）
『これが「人殺し医療サギ」の実態だ！』（船瀬俊介、ベンジャミン・フルフォード著　ヒカルランド）
『逸脱する〝病院ビジネス〟』（ＮＨＫ取材班　宝島社）
『薬は毒だ』（田村豊幸著　農文協）
『精神科医は今日も、やりたい放題』（内海聡著　三五館）
『隠された造血の秘密』（酒向猛著　Ｅｃｏ・クリエイティブ）
『新医学宣言　いのちのガイドブック』（船瀬俊介著　キラジェンヌ）
『ほとんど食べずに生きる人』（柴田年彦著　三五館）
『断食の教科書』（森美智代著　キラジェンヌ）
『ビッグ・ファーマ　製薬会社の真実』（Ｍ・エンジェル著　栗原千絵子訳　篠原出版新社）
『食養の道』（ヤマト食養友の会　各号）
『治すヨガ』（船瀬俊介著　三五館）
『高血圧は薬で下げるな！』（浜六郎著　角川書店）
『日本の医療と法』（ロバート・レフラー著　長澤道行訳　勁草書房）
『医者ができること、してはいけないこと』（小澤博樹著　三五館）
『なぜ、早期乳ガンの妻は、突然逝ったのか』（黒木重

雄著　文芸社）
『「薬をやめる」と病気は治る』（安保徹著　マキノ出版）
『人間ドックが「病気」を生む』（渡辺利夫著　光文社）
『がん放置療法のすすめ』（近藤誠著　文藝春秋）
『「やめてみる」だけで病気は自分で治せる』（安保徹著　永岡書店）
『ガンは「気持ち」で治るのか⁉』（川村則行著　三一新書）
『こうすればガンは消える』（奥山隆三著　花伝社）
『iPS細胞』（田中幹人著　日本実業出版社）
『断薬セラピー』（宇多川久美子著　WAVE出版）
『薬を使わない薬剤師の「やめる」健康法』（宇多川久美子著　光文社新書）
『それでも薬剤師は薬を飲まない』（宇多川久美子著　廣済堂出版）
『新がん革命』（安保徹、他著　ヒカルランド）
『あなたの癌は〝がんもどき〟』（近藤誠著　梧桐書院）
『検診で寿命は延びない』（岡田正彦著　PHP新書）
『底無しの闇の［癌ビジネス］』（ケイ・ミズモリ著　ヒカルランド）
『がんの盲点』（大沼四廊著　創英社）
『自然な療法のほうがガンを治す』（今村光一編訳　花伝社）
『この食生活で糖尿病・成人病が治る！』（仙石紘二著　成星出版）
『癌では死なない』（鶴見隆史、他著　ワニブックス）
『糖尿病学』（糖尿病学会編著　西村書店）
『ガンで死ぬなんておかしい』（門馬登喜大著　ヒカルランド）
『ゴマ　その科学と機能性』（並木満夫著　丸善プラネット）
『闇の支配者に握り潰された世界を救う技術』（ベンジャミン・フルフォード著　イースト・プレス）
『無輸血手術』（大鐘稔彦著　さいろ社）
『ガンがゆっくり消えていく』（中山武著　草思社）
『森下自然医学のあゆみ』（国際自然医学会編）

あとがき　ロックフェラーは、薬を飲まない
――さあ！　新しい「医学」の未来へ……！

●千兆円の医療利権は人口削減のため

ロックフェラー一族は、薬を飲まない。

耳を疑うでしょう。近代から現代にかけて、世界の医療利権を独占してきたのが、ロックフェラー財閥です。

世界の製薬会社、医学研究・教育から行政まで、完全支配してきたのが同財閥です。

こうして、世界の石油王は〝医療王〟としても君臨しています。むろん〝闇の支配者〟ですから、表に出ることは、いっさいありません。マスコミも教育も、〝かれら〟が完全支配しているからです。

そのロックフェラー一族が――絶対に薬を飲まない⁉――

あなたは、思わず笑ってしまうでしょう。まさか……。でも、ほんとうなのです。

それどころか、〝かれら〟は医者にもかかりません。

現代医学の医者たちは病気やケガを治せないことを、誰よりも知っているのです。

どうして？

答えは、〝かれら〟が二〇〇年以上かけてペテンの近代医学をでっちあげてきた張本人だか

らです。

どうして、クスリを飲まないのですか？

訊いてみると、肩をすくめて、こんな答えが、返ってくるでしょう。

「クスリは、毒物（ポイズン）ですよ。〝毒〟を体に入れて、病気が治るわけがないでしょう！」

そして、少し、声を潜めてこう言うはずです。

「患者に〝毒〟を飲ませるのは、病気をひどくするためですよ。すると、さらに〝毒〟が売れるでしょう。私たちは、大もうけですよ（笑）」

●「大量収益」「人口削減」の巨大ビジネス

――すると、患者は病気が治るどころか、死んでしまうのでは？

「そうですよ。薬という〝毒〟の第一の目的は、『金儲け』です。第二は、言葉は悪いのですが、『人殺し』……つまり、大量の人口削減です。我々のユダヤ教では、異教徒は〝ゴイム（獣）〟ですから屠殺と同じ。別に心は痛みませんねぇ」

――なぜ、医療で人口削減を進めるのですか？

「地球の理想人口は五億人です。現在の七〇億を少なくとも一〇億に減らさなければなりません。だから、医療は〝人口削減〟と〝大量収益〟で理想的ビジネスなのです。さらにいえば、戦争もまったく同じですね」

――では、ロックフェラー一族が医者にかからないのも……？

「同じ理由からです。現代医療の医師たちは、薬の販売ロボットとして、われわれが教育（狂育）し育てたものです。それと、人類という増え過ぎた〝家畜〟の屠殺人ですね。本人たちは、まったく、気づいていませんけど……（苦笑）」

●自然療法ホメオパシーしか受けない

――ロックフェラー一族は、医者にかからないなら、病気やケガのときは、どうするんですか？

「私たち一族は、ホメオパスにしか、かかりません。これはホメオパシー医師です。この自然療法は、治癒力を活性する最高の医療です。治癒率九割で、もちろん副作用はいっさいありませーン！」

あなたは、このやりとりを聞いていると、腹が立ってくるでしょう。

現代医学の薬を絶対に飲まないのは、ロックフェラー一族だけではありません。英国王室全員そうです。エリザベス女王からウィリアム王子まで、全員です。彼ら英国王室は一八世紀半ばから、国際秘密結社フリーメイソンの会員になるのが慣例となっています。つまり、〝かれら〟メイソンも飲まない。医者にもかからない。

それも当然です。〝かれら〟は人類を家畜とみなしています。飼い主が、家畜の薬殺用の〝毒〟を、自分たちに用いるはずはありません。

――以上が、現代医学の正体です。それは、もはや学問というより人類を〝洗脳〟する宗教です。その神は「死神」であり、教会は「死の教会」なのです（R・メンデルソン博士）。

つまり、現代医学の真の姿は〝悪魔教〟です。

直視すれば、その醜悪（グロテスク）な姿に怖気《おぞけ》が走ります。

●殺人医学から、人を生かす「新医学」へ

私たちは、動物でもなければ、家畜でもありません。人間です。

あなたは、医療という〝間引き〟で殺されることを望まないはずです。あなたの家族もそうでしょう。私たちは、医学は人を「治す」ためにあると信じてきました。しかし、じつは「殺す」ために存在したのです。本書を読めば、その恐ろしい実態が、はっきり理解できるでしょう。

私たちは、悪魔が支配する医療という名の殺人システムで、健康を破壊され、生命と財産を奪われてきたのです。もう、そのような悪辣な詐偽と殺戮を許すわけにはいかない。認めるわけにはいかない。

——そこで、私たちは、真に人を生かす新しい医療「新医学」を求め、宣言しています。

それは、宇宙から授かったみずからを生かす生命の力「自然治癒力」にもとづく医療です。

《新医学宣言》

（1）自然治癒力を最重視する（大自然の力を解明し、活かす）

（2）「食」「心」「体」から治す（圧殺された伝統四流派復活）

(3)「自然療法」の最大利用を!(食事、運動、温泉、転地など)
(4)「精神神経免疫学」の評価(心理療法の確立と応用を)
(5)「笑いの療法」の積極活用(驚嘆の効用を現場で活かせ)
(6)「氣の療法」理論の再評価(気功、鍼灸、指圧など活用)
(7)「整体療法」「運動療法」等(呼吸法、ヨガ体操、冥想等)
(8)「建築医学」など環境医学を(環境と健康は不可分である)
(9)広範な「代替療法」検証(民間伝承は体験科学の蓄積である)
(10)「新医学行政」確立を目指す(予防医療、成功報酬の評価)
*詳しくは『いのちのガイドブック』(船瀬俊介著　キラジェンヌ)をご参照ください。

現代医学は、〝殺人医学〟である……こういえば、現場の医師、看護師の方たちは、困惑するでしょう。憤激するでしょう。むろん、現場のお医者さん、看護師さんたち、だれ一人として、患者を〝殺そう〟と思っているわけではありません。それどころか、日夜、必死で献身的に医療業務に打ち込んでおられます。しかし、結果として、目のくらむほどおびただしい人々が〝死んでいる〟のです。病院関係者を、これ以上責める気はありません。

あなた方も、悪魔の医学〝狂育〟の犠牲者なのです。まずは、そのことに目覚めてください。そうして、もう今日からでも、あなたの病院で行ってきた〝殺人〟医療をやめてほしいのです。そうして、できたら「新医学」を求める私たちの側にきてください。

ともに戦って欲しいのです。すでに、そういう目覚めたお医者さん、看護師さんが、笑顔をみせてくださっています。心強いかぎりです。

あなたの笑顔を、お待ちしています。

いのちは、ひとつ……ゆっくり、やさしく、はぐくんでいきましょう。

●少食、筋トレ、長息、菜食、笑い……のすすめ

すこやかで、生きる力に満ちた心身……それは「少食」「筋トレ」「長息」「菜食」「笑い」の五つの智慧で達成できます。

だれでも、いますぐできる健康法であり、長寿法です。

医者やクスリや病院に頼らず、明るく、力強く生きる……。これら「新医学」が、自然な枝葉を空高く伸ばし、花や実を結び、病める人類を救済することでしょう。それは、わたしの確信です。

二〇一六年七月二二日　　　奥武蔵、名栗渓谷にて、鳥たちのさえずりを聞きながら

船瀬　俊介

船瀬俊介（ふなせ・しゅんすけ）

1950年、福岡県生まれ。九大理学部を経て、早大文学部、社会学科卒業。日本消費者連盟スタッフとして活動の後、1985年、独立。以来、消費・環境問題を中心に執筆、評論、講演活動を行う。主なテーマは「医・食・住」から文明批評にまで及ぶ。近代の虚妄の根源すなわち近代主義（モダニズム）の正体は、帝国主義（インペリアリズム）であったと指摘。近代における医学・栄養学・農学・物理学・化学・建築学さらには哲学・歴史学・経済学まで、あらゆる学問が“狂育”として帝国主義に奉仕し、人類支配の“道具”として使われてきたと告発。近代以降の約200年を「闇の勢力」が支配し石炭・石油・ウランなどで栄えた「火の文明」と定義し、人類の生き残りと共生のために新たな「緑の文明」の創造を訴え続けている。有為の同志を募り月一度、「船瀬塾」主宰。未来創世の端緒として、「新医学宣言」を提唱、多くの人々の参加を呼びかけている。

主な著作に『買うな！　使うな！　身近に潜むアブナイもの PART1』『同PART2』（共栄書房）、『抗ガン剤で殺される』、『笑いの免疫学』、『抗ガン剤の悪夢』、『病院に行かずに「治す」ガン療法』、『アメリカ食は早死にする』、『ショック！やっぱりあぶない電磁波』、『原発マフィア』、『和食の底力』、『STAP細胞の正体』（花伝社）、『クスリは飲んではいけない！？』、『ガン検診は受けてはいけない！？』、『「長生き」したければ食べてはいけない！？』、『放射能汚染だまされてはいけない！？』（徳間書店）、『「五大検診」は病人狩りビジネス』（ヒカルランド）、『病院で殺される』、『３日食べなきゃ７割治る』、『やってみました！　１日１食』（三五館）、『できる男は超少食』（主婦の友社）などがベストセラーに。

さらに『新医学宣言――いのちのガイドブック』（キラジェンヌ）、『THE GREEN TECHNOLOGY』（彩流社）ほか多数。

新医学宣言
http://www.new-medicine.jp/

ファスティング（断食）ネット
http://fasting-net.com/

船瀬俊介公式ホームページ
http://funase/info/
無料メールマガジン配信中！

医療大崩壊——もう、クスリはのめない 医者にはいけない

2016年11月10日　初版第1刷発行
2025年 4月20日　初版第5刷発行

著者 ——— 船瀬俊介
発行者 ——— 平田　勝
発行 ——— 共栄書房
〒101-0065　東京都千代田区西神田2-5-11 出版輸送ビル2F
電話　03-3234-6948
FAX　03-3239-8272
E-mail　master@kyoeishobo.net
URL　https://www.kyoeishobo.net
振替　00130-4-118277
装幀 ——— 黒瀬章夫（ナカグログラフ）
印刷・製本 ——— 中央精版印刷株式会社

ISBN 978-4-7634-1071-9 C0036

買うな！使うな！
身近に潜むアブナイもの PART ①

船瀬俊介　定価（本体 1500 円＋税）

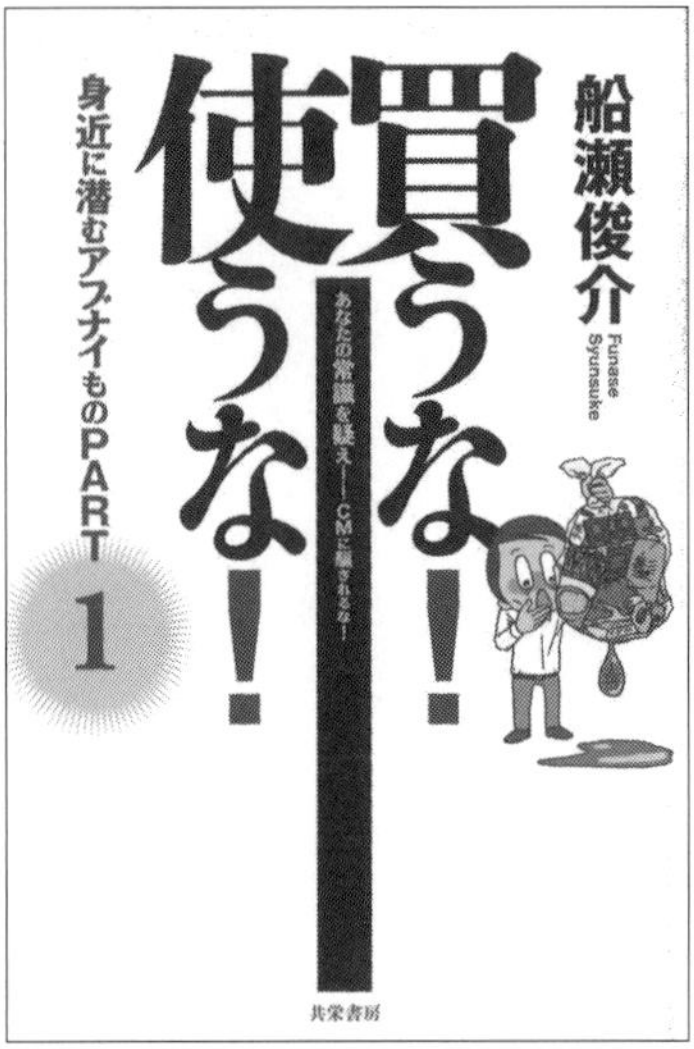

テレビは言わない !! 新聞は書けない !!
身のまわりは猛毒だらけ。まさかこんなモノが !?
これを知ればあなたもすぐにできる賢い消費者生活。

「知らないこと」は、罪です。なぜなら、あなたの、あなたの家族の健康と命が損なわれるからです。愛しい家族の命すら、失われるからです、あなたの家族が、笑顔で、すこやかに日々を暮らす。……そのことを祈って、この本をおとどけします。（「まえがき」より）